幸せに生きられる
ZENホメオパシー6

信仰心を目覚めさせ幸せに生きる！2

由井寅子
Hom.Dr.Hom.／Ph.D.Hom.
HMA名誉会員MHMA・MARH（認定ホメオパス）
日本ホメオパシー医学協会名誉会長

目次

■本書は、２０１９年12月８日東京と２０１９年10月13日福井で行われた、由井寅子による『信仰心を目覚めさせ幸せに生きる！2』講演録をもとに、加筆、編集したものです。

■プロローグ

皆さま、おはようございます。本日はとても天気がいいですね。こんな日は布団も干したいでしょう。洗濯もしたいでしょう。にもかかわらず、私の『信仰心を目覚めさせ幸せに生きる！　パート2』の講演によく来てくれました。ありがとうございます。

私はこの信仰心の講演パート1、パート2は、どちらもとても大事だと思っています。というのも、信仰心は人が幸せに生きる根幹だと思っているからです。実際、私自身が信仰心を高めることで幸せになりましたのでね。ぜひ最後まで聞いていただけたらと思います。

私はいろいろとトラウマがありました。はっきりした記憶はありませんが、母から殺されかけたり、母からいらん子扱いされ、自己否定が強く苦しい人生でした。また潰瘍性大腸炎にもなり肉体的にも苦しみました。信仰心が小さいから苦しい人生になったり、病気になるんだということもわかりました。当時の私の生き方では潰瘍性大腸炎にならざるを得なかったのかなと思っています。

今は心から自分を愛しています。もちろん皆さんのことも心から愛せるようになりたいと思っています。66年生きてきまして、やっと今ここに幸せになったので、それを皆さんにお伝えしたいなと思っているわけです。

これから信仰心についてお話しますが、最初に断っておきますが、宗教に入りなさいと言っているのではないですからね。信仰心＝宗教と誤解している人もいるようなので最初に伝えておきます。

■信仰心とは何か？

最初はパート1の復習になりますが、「信仰心は何か？」です。大事なことですからもう一度、説明したいと思います。詳しくは、『信仰心を目覚めさせ幸せに生きる！〈1〉』に書いていますので読んでください。

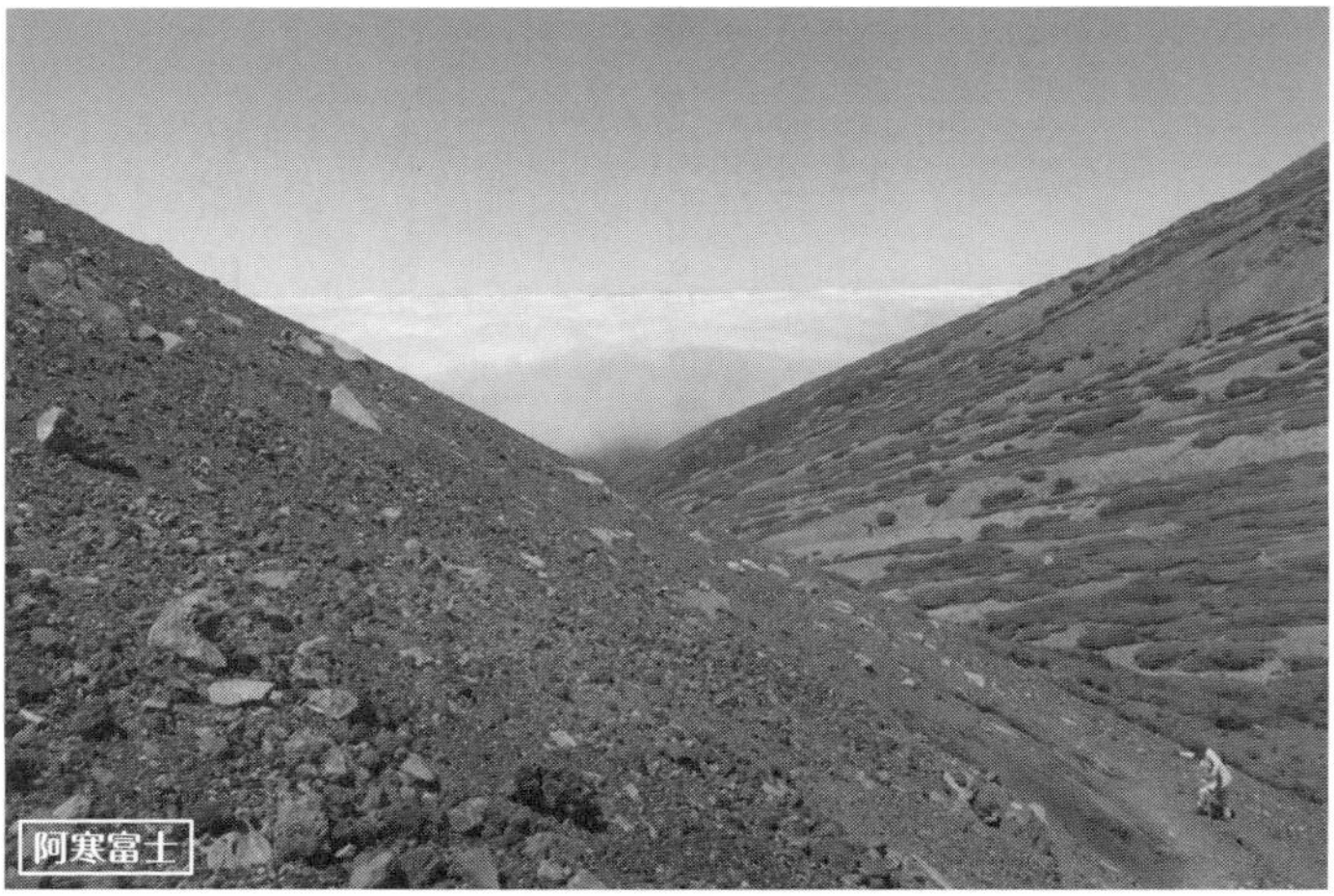

(講演会のパワーポイントの写真の説明:以下同様) 私ここにいるんですよ、皆さん。ここを登っているんですよ。この山は阿寒富士で 1500 mほどの高さなんですが、山頂に神さまがいらして、来るようにとお知らせがあったのです。1500m ぐらいの山なのですけれども、なんとも急坂なんですよ。辛かった、本当に。でも山頂に行って禊ぎ祓いを唱えよという指令がきましたので、阿寒富士に登らさせていただきました。本当に信じて仰ぐ心がなければ、とても行けないわと思いました。

まず信じるというのは、何を信じるのか？

(1)魂（神仏の高潔な志）を信じる
(2)体（大自然や親・先祖）を信じる
(3)心（世間や人々）を信じる

①魂においては、神仏の高潔な志を信じる。高潔な存在目的として存在する神仏の存在を信じるということです。

②体・物質においては、大自然や親・先祖を信じる。先祖がいて親がいたから今君の体はここにある。大根がいたから君の体は存在できている。ですから君の体を支えてくれている大自然や親・先祖を信じるということです。

③心においては、世間や人々を信じる。世間があなたを誹ったり苛めたりするでしょう。そして私たちの心を掻き乱してくれます。一方で世間や人々は真心、思いやり、優しさももっています。その両方を信じるということです。

信じるということは「裏切られてもいい」、「騙されてもいい」と思えることが本当に信じることです。みな傷つきたくないよね。私も傷つきたくないですよ。傷つきたくないという心があるから、本当に信じることができないのですね。傷つく心がなければ信じ切れるね。じゃあ、傷つく心って何？　あなたのプライドであったり、大事にして欲しいと思う心であったり、なぜ否定するの！という心であるわけです。大事にされなかったから、否定されたから、プライドの鎧を着けたんだよね。そこがビシビシ響くんだよね。だから人なんか信じられるかって、そういう風になってしまったんだと思います。

「大事にしてほしい」、「否定しないでほしい」、「馬鹿にしないでほしい」というような傷つく心を欲（インナーチャイルド）といいますが、このような欲（インナーチャイルド）が減れば、それだけ信じる力も大きくなり、信仰心も大きくなるということです。

まあ騙されたって、君、騙してないからいいよね。苛められたって君、苛めてないからいいよね。人を騙したり苛めたら、魂が傷つきカルマになります。カルマを作ったら、カルマを解消するために、今度は自分が騙されたり苛められたり、あるいは別の苦しみを受けることが運命付けられます。それが今世なのか来世になるのかわかりませんけど。これがカルマの法則です。

次に仰ぐですが、仰ぐというのは尊敬と感謝です。何を仰ぐんだろう。

（1）魂（神仏の高潔な志）を仰ぐ（尊敬と感謝）
（2）体（大自然や親・先祖）を仰ぐ
（3）心（世間や人々）を仰ぐ

①魂においては、神仏の高潔な志を仰ぎます。
②体・物質においては、大自然や親・先祖を仰ぎます。
③心においては、世間や人々・出来事を仰ぎます。

私、去年すごく寒かったからカシミヤのコートを買ったのです。カシミヤですよ、皆さん。すごく暖かいんだね。嬉しいんだね、着るとぽかぽかしてね。そのカシミヤのコートを毎晩、毎日着ますから折りたたんで枕元に置いて「へへっー」と仰ぎ見るんですよ。だってありがたいから。寒いところに行くと本当に包んでくれるんですよ。

仰ぐところがなくても存在そのものに尊敬と感謝をすること。これが本当に仰ぐということじゃないでしょうかね。

「優秀でなければ」「いい人でなければ」「格好よくなければ」尊敬できない。そういう仰ぐことに条件があるから、本当に仰ぐことができないんじゃないですかね。

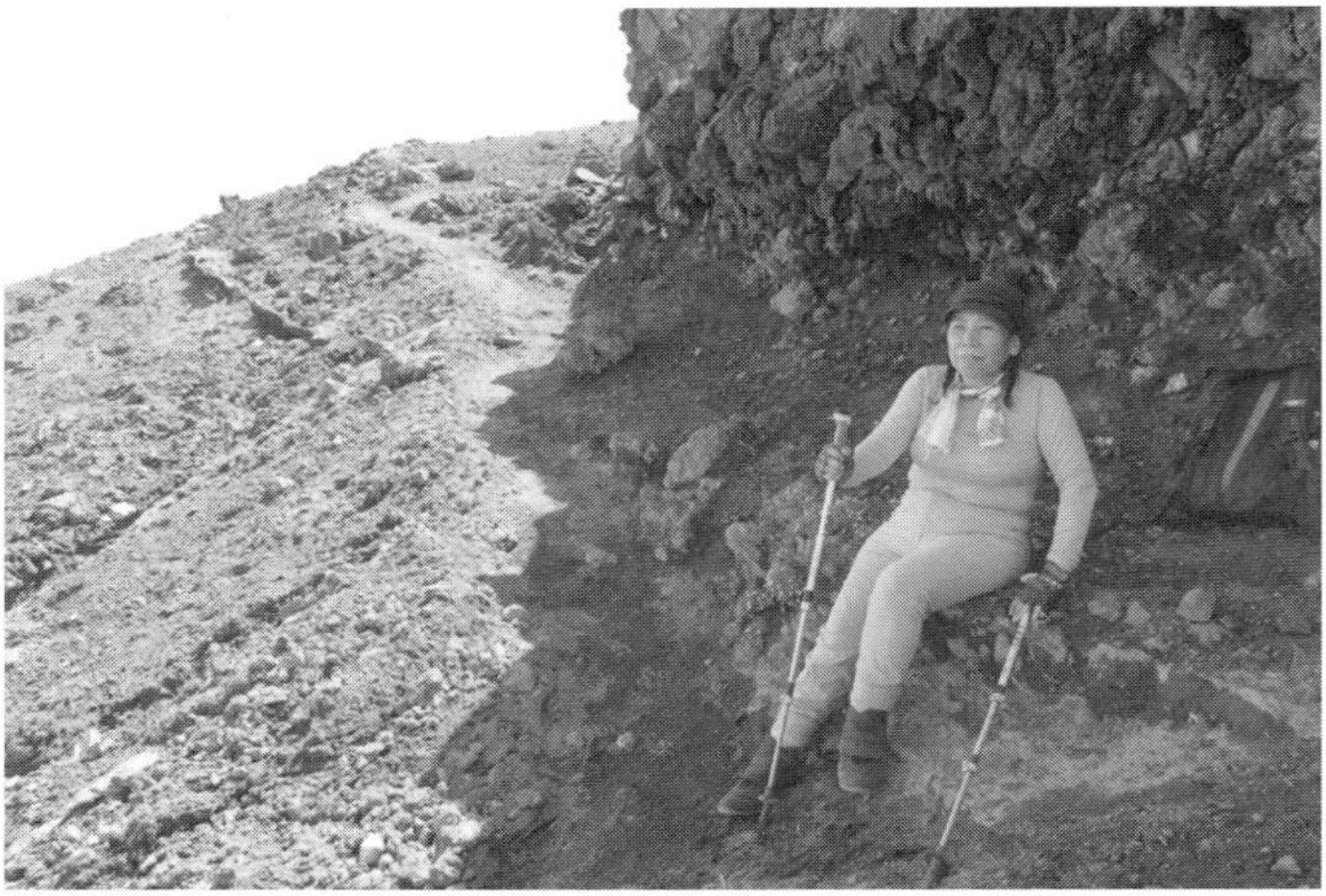

阿寒富士に登って行きましたけれど、ボロボロ泣いていますね。なぜ泣いているかというと、もうすぐ頂上というところで楯のような岩があって日陰になっていて、疲れ果てていたこともあって、休んだんですね。500 mぐらい離れた向こうに煙をもくもくと出している雌阿寒岳（めあかんだけ）が見えるんです。その雌阿寒岳の火口と噴煙をぼーっと見つめていたら、自然と涙が出てきたんです。

ようするに自分より優れてなければ尊敬できないということです。プライドの高い人はね、ここが一番の問題になるところなんですよ。尊敬できることが少なくなってしまうからです。

神仏に生かされ、親・先祖に生かされ、大根に生かされ、空気に生かされ、太陽に生かされ、人々に生かされていることがわかればわかるほど、謙虚に謙虚になって、頭をどんどん、どんどん下げて生きたくなる。もう感謝しかなくなるんですわ。

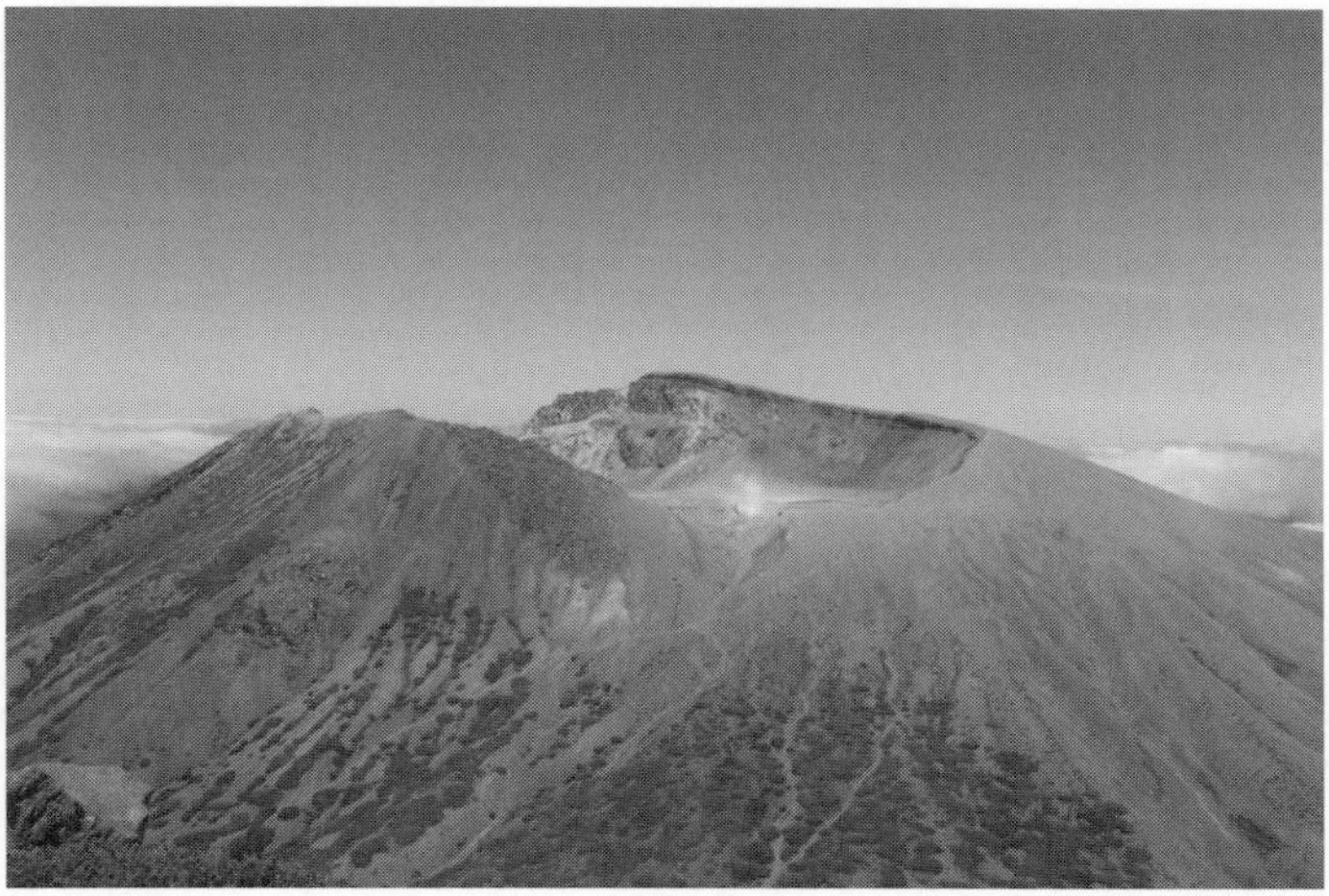

北海道ならではというか、大雪山（『カルマとインナーチャイルド』参照）のときもそうでしたが、どこまでも大自然に囲まれていていて、人っ子一人いない、そして本当に音が全くないのです。森林限界を超えていたのか木々もなく石ころだけがある。木々がないから鳴く鳥も昆虫もいない。
風の音もなく完璧な無音なのです。一方で雌阿寒岳からは動的な煙がもくもくと上がっていて、それが一層異様な静寂さを際立たせていたのです。
自分が無になったように感じ、同時にとても神聖なもの、神さまの御心に触れたのでしょうか。自然と涙が溢れてきたのです。もとより誰もいませんし、泣いてもいいかなと思って泣きましたけれどね。泣きたいときは泣きましょう。大人でも。

信仰心は通常、大自然や神仏を信じ、仰ぐ心のことですが、信仰心の先にあるものは、人々や万物の中に神仏を見て、信じ、仰ぐ心。これが信仰心の本質です。

信じることができないのもインナーチャイルド（インチャ）、尊敬することができないのもインチャ、この世的価値観が原因です。

「自分は優れている」とか、「自分は正しい」というインチャの意識があると信仰心をもちにくいのではないかと思います。

■人は何によって生かされているのか？

さて、人は何によって生かされているか。

①大自然によって生かされてます。

空気、水、熱、光、森、山、川、海、空、雨、土。もう石や火や動物や植物や微生物のお陰で私たちは生きているわけです。空気、水、食べ物、暖かさ、これがなかったら私たちはすぐに死んでしまいます。綺麗な空気、綺麗な水、それを作っているのは森、自然なのです。ですから森、自然を大事にしなければいけません。

②先祖、親によって生かされています。

両親がいたから今ここに、私は存在しています。その両親もそれぞれに両親がいて、その両親もそれぞれに両親がいたわけです。

じゃあ千年前には一体どれくらいの先祖がいたのかというと、親が平均30歳のときに子どもが生まれたとすると、33代前まで遡ることができ、33代前の先祖の数を計算すると、86億に達し、世界の人口を上回ることになります。その膨大な先祖の誰かが一人欠けても君はここに存在しない。人間以前の動物の時代から連綿と続いてきた命の連鎖の果てに今

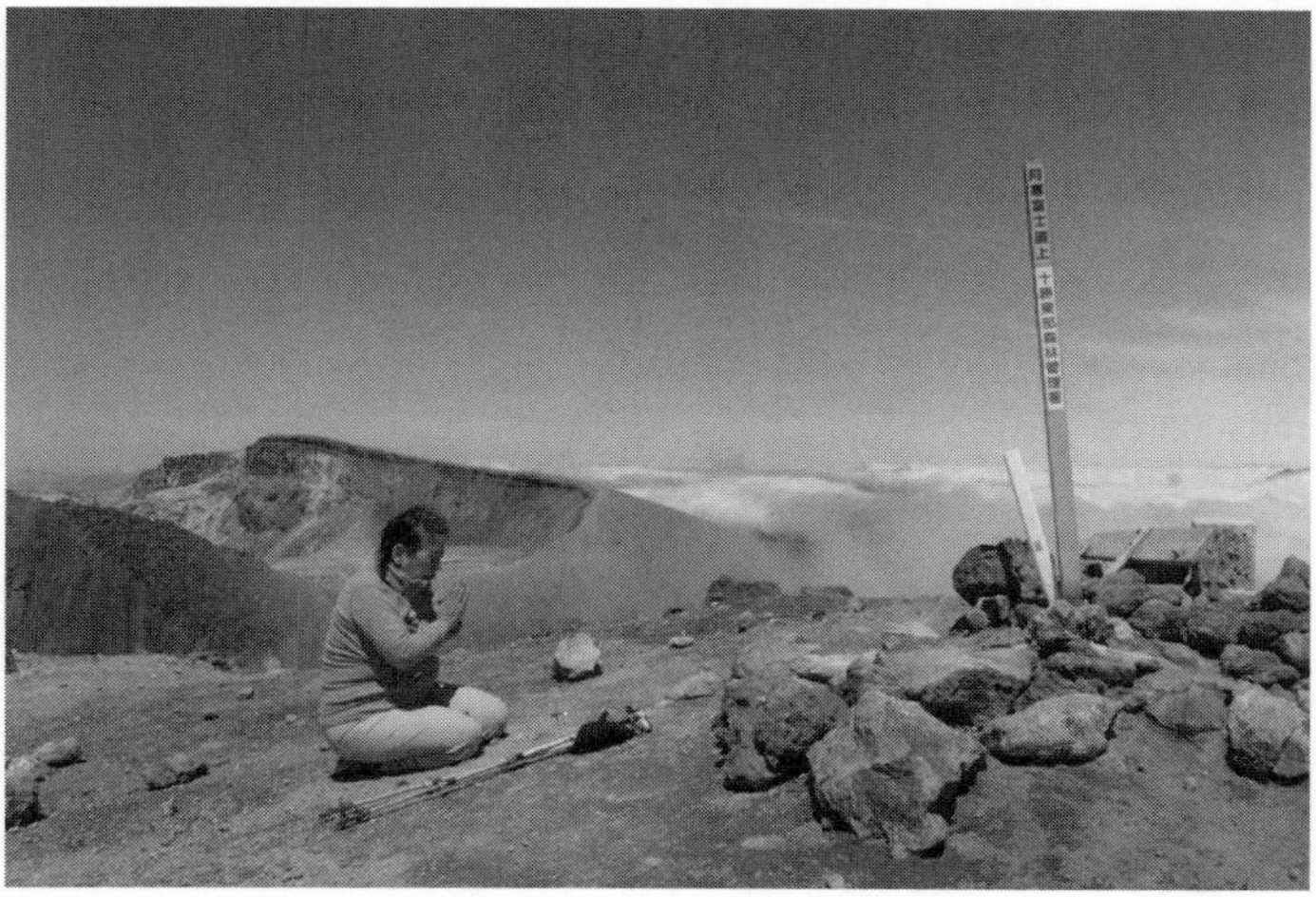

の自分がここにいるのです。そんな大切な、大切な命なのです、君の命は。そしてすべての命が、大切な、大切な命なのです。

この神秘に触れた時に、自然と両親とご先祖の皆さまへ感謝が湧き出てくるものじゃないでしょうか。

③世の中、人々によって生かされています

人は何によって生かされているか。３番目は世の中、人々によって生かされています。人々がいて、生きるために必要なもの、たとえば、衣・食・住・医を提供してくれ、社会や国が安全を提供してくれ、そして生きていられます。

寒い。セーターを作ってくれる人がいます。髪が伸びた。散髪してくれる人がいます。文字が読めない。めがねを作ってくれる人がいます。実に多くの人々のお陰で、生活して生きているんですね。このことにどこまで気づけるか、どこまでありがたいと思えるか、なんですね。

仰ぐためには自分が低くならなければなりません。それは、どれだけ感謝し、どれだけ敬って生きられるかということなのです。そして、それがどれだけ幸せに生きられるかに繋がるのです。

自分が低くなればなるほど、幸せが増えます。ありがたいからです。感謝が増えてくると命が見えてきます。人の命、物の命、さまざまなものの命が見えてきます。そうして自ずと感謝の気持ちが湧いてきます。感謝せずにはいられなくなるのです。それが信仰心だと思うのですね。

世の中、人々に生かされていることがわかって、感謝の気持ちが湧いてきたら、自分も世の中に貢献したい、という気持ちになってきます。これが利他の精神です。お金を稼ぐために働くということから、お金も大事だけれど、世の中、人々に貢献したいという気持ちから働くようになります。そこには働く喜びがあります。そこにはさぼっている人をずるいと思う心はありません。自分がやりたいからやる。便所掃除を喜びをもってやることもできるわけです。そうなったら毎日が幸せですね。そのためにも、あなたの魂が喜ぶような仕事をしなきゃなりませんね。

それは仕事でなくてもいいかもしれません。世の中、人々にどうやって還元するかです。必ずしも物質的・物理的に還元しなくてもよいでしょうし、心の豊かさ、魂の豊かさを増やすようなことができたら、それもよいです。

■なぜ日本人は信仰心が薄れてしまったのか。

なぜ日本人は信仰心が薄れてしまったのかについては、『信仰心を目覚めさせ幸せに生きる！〈1〉』の本に詳しく書いていますので、読んでください。

①ＧＨＱによる農地改革
②ＧＨＱによる神社への国家の保護の喪失
③ＧＨＱによる罪悪感政策　資本主義・拝金主義
④新興宗教による悪いイメージ

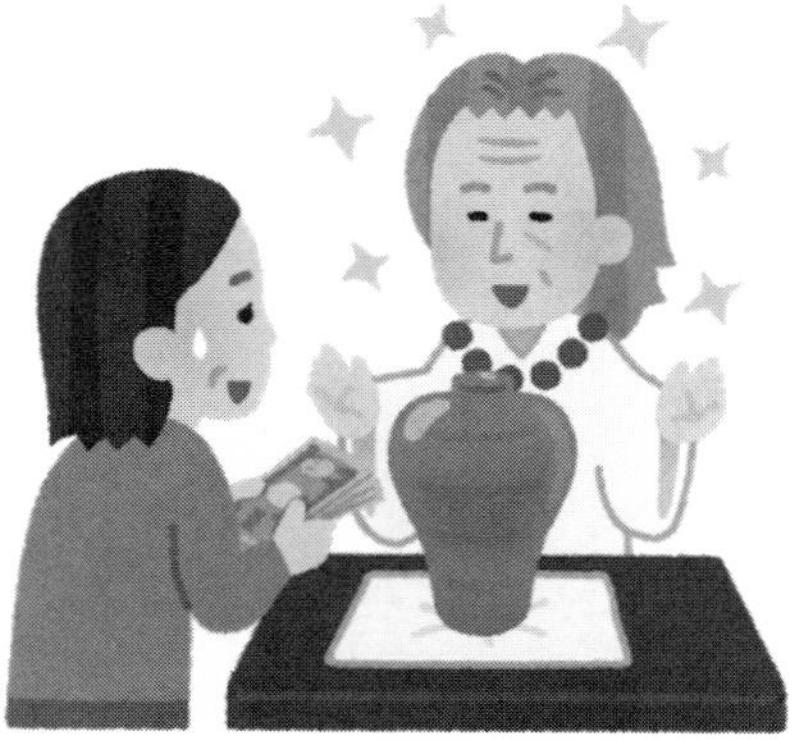

■峰入り修行　その1

私は等身大の自分を見るため、自分を内観するため、自分の偉そうなところを知るために苦しみを課せます。その一つとして、峰入りという山に登る修行があります。

今年（２０１９年）２月、奥多摩の九頭龍《くずりゅう》神社↓槇寄山《まきよせやま》↓三頭山《みとうさん》↓都民の森という約９キロの峰入りをしました。

実は今年（２０１９年）１月にすでに槇寄山に峰入りしていました。去年はもう本当に偉そうな自分が出てきてしまいまして、私には導師がいるんですが、導師に食ってかかったのですね。

「じゃあなんですか。私がやってきた働き、活動というのは無駄だったということですか？」と食ってかかったのです。

「自然農の野菜を食べるべきだ」とか、「安易に薬をとらないようにホメオパシーを普及させるんだ」とか、「アメリカは何をやっているんだ。日本を植民地にしやがって」とかね。すごく偉そうなことをずっと言っていたのです。自分が言っていることは正しいという思いがあって、「だから農業をやるんだよ」「だからホメオパシーの普及活動するんだよ」とやっていました。

導師としては、けしからんという気持ちで活動してはいけないということを伝えたかっただけなんでしょうけど、そのときは受け取れなくて、私の日本に帰ってきてやった20年の活動を全部否定されたように感じて腹が立っちゃってね。「じゃあ何ですか。この自然農でやった農業も、ホメオパシーで発達障害の子どもたちを治癒に導いていったことも、みんな無駄だったんですか？」と食ってかかったのですね。

一度頭を冷やせ、考えろと言われましたから、もう正月から峰入りに行きました。山に行きますと仏さま・神さまがいらっしゃるからです。そして自分が葛藤しているときには、苦しい思いをするのが一番いいんですね。

このときは、目まぐるしく自分の心が変化している時期でした。自分のなかで親や人々、ご神仏さまに対する感謝が少しずつ増えてきて、幸せな気持ちが増えていたときでした。

というわけで、2月に再度、等身大の自分を見るために槇寄山の仏さまを訪ねて峰入りに行ってきたのです。

再び九頭龍神社からのコースを登りました。登りはやっぱり大変でしたが、心が落ち着いていられたのですね。いつもなら嫌だインチャが必ず出るんですよ。「リュックが重い、足が痛い、股関節が痛い」、「何でこんな峰入りするんだ、無駄じゃないか」という感じでね。今回はそれがなかったのです。

1時間半ほどしたら槇寄山の頂上に着きました。前回見えなかった富士山が今回はくっきり見えて、「わぁ！いいな！」と思っていたら、「いい天気ですね、富士山綺麗ですね」と声をかけられたんです。いつもなら峰入りしているときには、沈黙の行をやっていますので、話しかけられるのは嫌なんです。でも今回は「ええ、真に美しいですね」と笑顔で話している自分がいるんですよ。

成長したなと思って、その槇寄山の仏さまに「どうですか、由井寅子、成長しましたか。霊性上がってますか」と聞きましたら、「うんうん、この調子で行きなさい。声をかけられたらむすっとしてないでとにかくそれを笑顔で返したらいい」って。あっ、それができるようになったんだなと思ってですね。以前は、「自分の邪魔するな！」みたいな感じで思ってましたけれども。

正月からいろんなことがありまして、本当に駄目な自分が折々に出てきましてですね。一からやり直さなければこれは駄目だと思ってましたので、謙虚さも少しずつ出てきて、この調子で行けと言われて嬉しく思いました。

昔は人に否定されるともう心がずたずたになりますから、否定するな、否定するなと言ってね、人と会うのが嫌だったし、人の輪に入って行くのが大嫌いでした。だって「どうせあなたも私を否定するんでしょ」という感じでしたからね。今ではどんどん自分から出て行くようになりましたから、あー私は、否定も受け取る力が増えたなと思ってすごく嬉しかったのです。

槇寄山の次には１５５０ｍの三頭山に向かわなければなりません。これからの道乗りは４００ｍぐらい登らなければいけないので、まあ結構厳しい道のりになるだろうなと思いまして覚悟して登って行きました。何度か登りの厳しい場所があったのですが、何だか今回は足がルンルンなんですよ。仏さまに褒められたというのもあって、なんか嬉しかったのですね。

途中山を登っている最中、胸突き八丁のところで、「三頭山というのはな、３つのピークがあるから三頭山というんだよ。だから1つの頂上だけに行っては駄目だよ。３つ全部行きなさい」と三頭山の仏さまに言われたのです。あー真にな。だから三つの頭の山なんだと思ってですね。槇寄山から2時間半かかって、12時30分に1つめの頂上に着きました。遠くに富士山が見えまして、富士山に向かって祝詞、般若心経をしました。

そして次の頂上らしき所に椅子と机がありました。あーここが2つめの頂上かと思ってそこでも祝詞、般若心経をし、で、見ると先に高いところがありましたから、これが3つめだなと思って祝詞、般若心経をしました。3つのピークに登れた、やった、三頭山の仏さまが言った通りやったと思ってですね。峰を下りて、峠の方を目指して下りて行ったわけです。

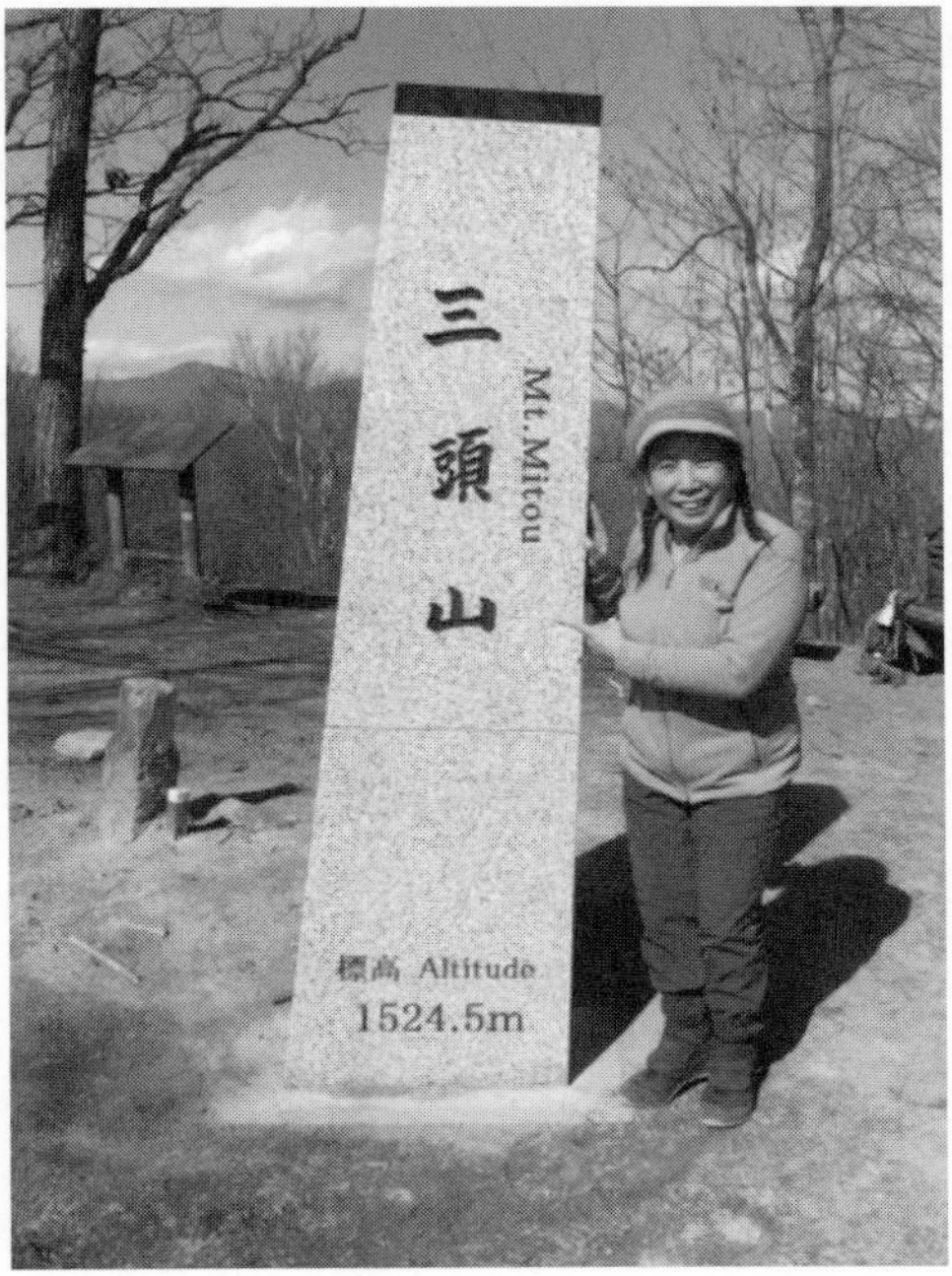

土曜日だったですし、人も多かったせいもあって、なんか集中できないな、自分を内観するのは難しいなと思いながら歩いていました。すると左の方から人が下りてくるんです。それで「あれ、どこの山から下りたんですか。もう山はなかったはずですけれども……」。「いや、ここには山

があるんだよ」と言われて、「えっ、そうなんですか」。「はい。そこから僕は下りてきました」と言われたので、「あっ、私はあの2つめのこぶのところを山だと思って間違えたんだ」と最後の峰に行ってないことがわかりましたので行くしかないと思ってですね、だいぶ下りたのにもう一回登っていきました。

そうしてやっと頂上に着きました。そこで祝詞、般若心経をしました。危うく東の峰をスルーするところでした。

それで3つの三頭山に行くことができまして、あの人のお陰で助けてもらいました。

それで3つの三頭山に行くことができまして、あー良かったと思っていましたら、三頭山の仏さまがこう言うのです。

「真っ直ぐ登ってはじめに着いた頂上はな、これは西峰というんだよ。これは親に感謝だ。次の頂上はな、中央峰というんだよ。この中央峰はね、人に感謝だ。横にこぶがあったよね。そこで君は間違えたよね。そのこぶというのは人々が起こす出来事なんだよ。そして今いるここの頂上、東峰はね。神仏に感謝だよ」

このように三頭山の仏さまが教えてくれましてね。私は最後のご神仏さまに感謝するところをスルーするところだったなと思いました。

続けて仏さまにこう言われました。

「三頭山の登りがきつかった理由はね。本当の自分を知るということ、等身大の自分を知るということがきついんだよ」

「はい、きついんです」

「等身大の自分というものの認識を修正するのがきついんだよ。それで自分を修正した後に、やっと親に感謝ができるんだよ。それができたらそれが基本となって人に、出来事に感謝ができるんだよ。これができたら神仏へ感謝できるようになるんだよ。信仰心ができるんだよ」

このように教えていただきました。

私は、「親には感謝しないよ、人々には感謝しないよ、だけど仏さま、神さまには感謝する」とやってましたけれど、そうじゃないんですね、皆さん。人が起こす自分のインチャを湧き出させるような、そういうイライラするような出来事に感謝できてはじめてご神仏さまに感謝できるんだということです。

その前に親に産んでもらったことに感謝できるかを問われるのです。私を殺そうとした母親、それに感謝する。だいぶできてきたけれど、まだまだもっともっと感謝しなければいけないなと思うにいたったわけです。

一番先にやらなければいけないことは、一番近いところにいる親です。これをすっ飛ばしては神さま・仏さまへの信仰は増えませんよ、ってことです。実はその通りでした。いいこと教えてもらったなと思ってルンルンと下山していきました。

■峰入り修行　その2

そして6月にもう一回、今度は2月とは逆のコース、都民の森↓三頭山↓槇寄山↓九頭龍神社のコースで峰入りしました。信仰心が増えているかどうかを試すためにまた行ったのです。なぜここの山に固執するのかというと色々と教え、気づかせてくれるからです。悩んでいるときは特にいいです。ぜひ行かれてみてください。

九頭龍神社の手水を力水としてもらい、峰入りをさせていただきました。6月ということでちょっと湿気があるためか、今回はなかなか進みません。2月に行ったときはスイスイだったのに、今回は足が重くてしょうがない。リュックもなんか妙に重いし、ゆっくりしか歩けないのです。道のりは9キロもあるのに、こんな調子で大丈夫かなって心配になりました。

私は右の股関節が悪いんですけれど、このときは左足までおかしくなっている時期でね。いやこれはもう行けないかもと思いながらも、やると決めたのだから行かなきゃと思ってですね。急坂もあって、肉体的な苦しみで葛藤していました。痛いし、辛いし、重いし。

そうしたらね、私の横を美しい女性が、大きな荷物を担いで登っていたんですけど、その横を若い男性がひょいひょいと通り抜けて行ったんです。ここにおばあさんの私がいて、ここに美しい女性がいて、その間を通り抜けてくるっと踵《きびす》を返して、この美しい女性にね、「持ちましょうか？」と。この男性が……。「えっ、何で？　私の方がしんどそうなのに！」と思わず叫んでしまいました、心のなかでですけど。

もちろん私は峰入り修行なので荷物を持ってもらうことはできませんが、だからといって修行していないその人はよろしいんですか、と言いたくなったのですね。「山登りにきて誰かに荷物持ってもらってどうするんだ？」と思うんですよね。それでその男性が自分のリュックを前に担いで彼女のリュックを後ろに担いで、「じゃあ、一緒に行きましょう」、とこう言うわけだよ。

私、おばあさんで足も悪くてこんなに荷物持っているんだけれどと思ったら、なんかものすごい腹が立っちゃって。「何で若いから・器量がいいからって、こうやって楽ができるんだよ」って。そういうインチャがボンと出てきちゃったんです。

そういえば、私がテレビ局にいるときに女優さんがいっぱい来てね、もう本当に可愛くて美人で、それでなんか可愛らしい素振りをするものだから、ものすごい愛玩されて高みに上がった人たちがいっぱいいたのですよ。そういう人たちを見てすごく腹を立てていました。

だって私はといえば、助けてくれる男性は誰もいなかったし、コーヒー一杯おごってくれる男性もいなかった。私が「君、一緒にコーヒー飲みに行く？　おごるよ」と言ったことはあるけれど、男性からおごってもらったことはないのですよ。なんだこれと思って、それがふつふつと出てきたのですね。女だけどチヤホヤもされないで、本当に一生懸命頑張って仕事ができる人間になって、地位を得たんだよって。

そうしたら小さい頃の出来事を思い出しました。校長先生の娘さんがいてね。私はその子と友達だったのね。私はものすごい貧乏人の子どもで、本当に由井家と言ったらその地域では貧乏の代表みたいな感じだったわけです。本当に貧乏で、ててなし子とも言われ、風呂も1週間に一回しかは入れませんから臭いとも言われました。一方、校長先生の娘さんの家にはココアもチョコレートもあるんだよ。ときどきワンピースをくれたりするんだよね、だから友達になっていたところもあったかな。

私は頭が良かったので、そういう金持ちの子どもたちが私に一目置いてはくれていて、宿題をやってあげたりとかしていました。宿題をやってあげるとココアをくれたりするのです。だから別にその人が好きで友達になったわけじゃなく、利用価値があるみたいな感じだったんだよね。小さい頃からこんな子でした。

あるとき、その校長先生の娘さんが書いた飛行機に乗ったときの作文が優秀賞をもらいました。私は作文でいつも優秀賞もらっていたのに、今回はその校長先生の娘さんがもらってしまったのですよ。金賞をもらったのですよ。それでね、その子が作文を読み上げて「町がマッチ箱に見えた」とか言っていました。それ以来みんながその子を取り囲むようになってね、逆にみんなが私から去って行くような感じでね。その子も得意そうに言うわけですよ。それで、「よし、いっぱい稼いでいっぱい飛行機に乗って見返してやる」と思ったんですね。こんなことを思い出していました。確かに大人になってから、仕事でいっぱい飛行機に乗りましたわ。

ちょっとばかり可愛いから、ちょっとばかりお嬢さんだから、皆からチヤホヤされる、そこからきているんだなってわかったわけです。ちなみにこの子はみすずちゃんといって、名前まで可愛いの。一方、私は寅子ですから完敗です。

そんなことを考えてながら、ちょっと待てよ、これはインチャだ。インチャ丸出しじゃんと思って気を取り直して、「寅ちゃん、怒るのは無理もない。わかるよ、わかるよ」と。感情が出たら、まずは全部肯定するんですよ。「怒りたかったよね、わかるよ、苦しかったからね、誰からも助けがなかったからね、怒っていいよ」、と慰めているうちに、東峰に着きましてですね。そうだ、ここはご神仏さまを信じるところだった。教えてもらったのだから、身を正して行かなければいけない。

誰もいないと喜んだのも束の間、向こうから騒がしい中国人らしい人が3人でやってきたのです。「ニイハオマー」なんやかんや言いながら来て……。いや、どうしよう、私ここで祝詞、般若心経をしなければいけないのに……。やっぱりやかましいのは嫌だし、中国ってなんか恐ろしいじゃないですか。で、どうしようかなと一瞬顔が曇ったんです。で、向こうも私の顔をパッと見てね、こいつ一物もっているなとわかったんでしょうね。向こうも顔が曇っているんですよ。その上「こいつら工作員だ!」とわかっちゃったんです。それでますます私の顔が曇ってしまった。お互いの顔が一瞬にして曇ったわけです。

わぁ、どうしようと思って、つい「Welcome to Japan.」と言ったのですよ。何で英語で言うのかって?、向こうも英語がわかるだろうと思って言ったのです。そしたら向こうも拍子抜けしちゃったのか、最初警戒していたのがだんだん緩んできてね、「都民の森へ行くにはここから下りればいいのかね」と聞いてきたので、「そうです。this wayですよ」と言って教えたりして、しばらく話をしていたのです。

早く行ってくれたほうが私、祝詞、般若心経もできるし、まだ7キロもありますからありがたいんだけど、日本のこと、中国のことをいろいろ話をして下りて行ってくれました。三人の内の一人だけは最後まで何も話さずじーっと私を睨んでいましたけど……。でもここで彼らにも尊い魂が宿っていて、神さまから愛されているんだということがよくわかりました。

危うくこのご神仏さまのテストを滑るところでした。昔は、嫌だと横を向いて無視していたのだけれど、今回は、そうじゃなくてちゃんと話をし、道も教えてあげることができました。そして私はそこに座って祝詞、般若心経をしました。

ご神仏さまは、このように自分が苦手だなと思う人をあてがってくれます。皆さん、こうやって信仰心が増えたかどうかのテストが来るんですよ。

東峰のご神仏さまにご挨拶をして中央峰に行きました。そうしたら若い女性がなんかいっぱいに広がって、やいのやいのしゃべっているのですよ。あそこの紅茶はうまいよね。あそこのモンブランはうまいよねとか。山にきてそんな話をするんかよと思いましたね。

私はその中央峰で、祝詞、般若心経をしなければいけないのに、そこを陣取っているわけです。それで広がっちゃっているので、腰を屈め、手を前に出して、「ごめんなすって」という感じで通りまして、まあその格好だけでも十分変な人と思ったんでしょうね。急にしーんとなっちゃったわけです。私としては、そこに座らざるを得ないから座ったのですよ。そしたら「いや、気持ち悪い！」と言われましてね。正座したので……、確かになー、と思ったんだけれど、まあいいわと思って、そこで小声で祝詞、般若心経をしました。

終わったので、「あのー、終わりました。静かにしていただきありがとうございました」と言って去って行きました。向こうは最後まで気持ち悪そうな顔をしてましたけれど、これでいいのです。彼女らを嫌わなかったし、文句も言わなかった。やった、これもパスしましたよ。

人々によって起こる出来事、それを信じることができるかというのが中央峰でしたよね。ですから何でこんなところでくっちゃべっているんだよ。まして、モンブランとか紅茶とか喫茶店とかそういう話ばかりしやがってという思いがありましたが、「寅ちゃんの気持ちもわかるよ。だけど、人はそういうことをしたいわけだから。広がって話をしたって、おしゃべりしたってなんてことないんだよ。静かにしろ、山では、そんなことないんだよ」と寅ちゃんの気持ちに共感しつつ、言い聞かせながら、中央峰に挨拶しました。これもパスしましたよ。

そして最後の西峰に向かいました。思ったより遠かった。西峰に近づくに連れて男の人の声がしてわいわい、わいわい言っているんです。私は男の人の集団の声というのが、未だにすごく恐ろしいのです。母親が5人の男にレイプされてしまったからですね。その男たちの声を聞き、こうやって耳を塞いでいました、6歳のときです。

この男性がいっぱいいるところに行くのかと思ったら、気持ちが重くなったんですね。しかし、待てよ、これはまた、ご神仏さまの計らいかもしれないと思いまして、気を取り直して登ってみましたら、なんてことないんですよ。おじいさんたちがタイマーで写真の撮りっこをしていて、そのタイマーを3秒ぐらいにしているからかな、時間が短すぎて、ポーズをとる前に、シャッターが押されちゃって、あー失敗した、もう一回やろうとかやっているわけです。それを見てて、歩くのが遅いんだからタイマーを10秒ぐらいにしとけばいいものをとか思いましたけれど、私の言うことじゃないわと思いながら、何回も何回も失敗しては写しているわけですよ。今度、俺がやる、今度は俺だとやってましたね。

でもね、何だかね、たわいないんだよ、可愛いんだ。山に来て、子どものようにはしゃいでいるんですよ。そしておじいさんたちが自分たちがもってきたお弁当やパンを分け合っているんですよ。私は怖れることがないこと怖れてね。

あーそうだ、ここは、家族だったよな。お父さん、お母さんだったよなと思っていましたら、お父さんとお母さんと小さな子ども二人が登ってきたのですね。そうしたらお父さんがよくやったとその子どもの頭をなでるわけですよ。そうしたら子どもが偉そうにね、うーんと感じでね。「僕やったよ、お父さん」みたいなね。

家族っていいな、私もお父さんにこうやってなでられたかったな。思えば私は母のお腹に3か月のときに父親が死んでしまったから、父親のこと知らないんだよな、というインチャが出てきたけれど、でも微笑ましかった。子どもがやっぱり自分が頑張ったことを親が褒めてくれると、何よりも、弁当より何より嬉しいんだということですよね。満面の笑みでね、そこで弁当を開いていました。いいなと思いましてね。この山頂から富士山がよく見えるのですが、その富士山に向かって祝詞、般若心経をしました。

ここは親を信仰するところだったなと思って、私はいらん子で、毎日が叩かれる日々でしたけれど、でもそうだ、お母さんが食事を作ってくれたからこそ今ここに生きているんだと思ったら、やっぱり自然に涙が出ました。ありがたいことだなと思います。

「お前は死んでくれたらよかった。お前はいらん子で、何で生まれてきたんだ」と毎日のように言われましたが、それでも私にみそ汁をくれたし、ごはんをくれたから、私はこうして生きているんだなと思い、腹の底から母を許せたと思えたし、ありがたいと思いました。

さあ、ここでお昼を食べようかなと思ったけれど、私だけ一人だし、そうだ槇寄山まで2時間ぐらいかかるけれど、そこで食べればいい。2時半、3時半になってもいいから、槇寄山で食べようと思い直しました。もう12時半過ぎていましたけれどね。

笹尾根を通って槇寄山に行きます。この笹尾根の仏さまからは、「人生で自分に起きたことは全て自分にとって必要なことだと洞察するように」という課題を与えられていました。

これについて考えながら歩いているとすごく苦しくなってきました。「そうしたらなんですかい」とまた始まっちゃったわけです。これがもうインチャだよね。

「そうしたらなんですかい、仏さま、私が10歳のときに家に泥棒が入って、包丁を突き付けられて、刺されかかって、それ以降ちょっとした音にもビクビクするようになって安心して寝ることもできなくなってしまって、本当に不眠の毎日を30年ずっとやってきて、体もぼろぼろになってしまったけれど、もしこの包丁事件がなければ、私はもっと筋肉が緩んで、もっともっと楽に生きられたんじゃないかと思うんですけど、本当にこの事件は必要だったんですかい?」。

と、このようなインチャが出てきたんですよ。最初に母親が包丁を持った男に刺され、次に私がその包丁を持った男に追いかけられました。完全に刺す気でした。こちらも命がけで逃げて、なんとか逃げ切ることができました。本当にこ

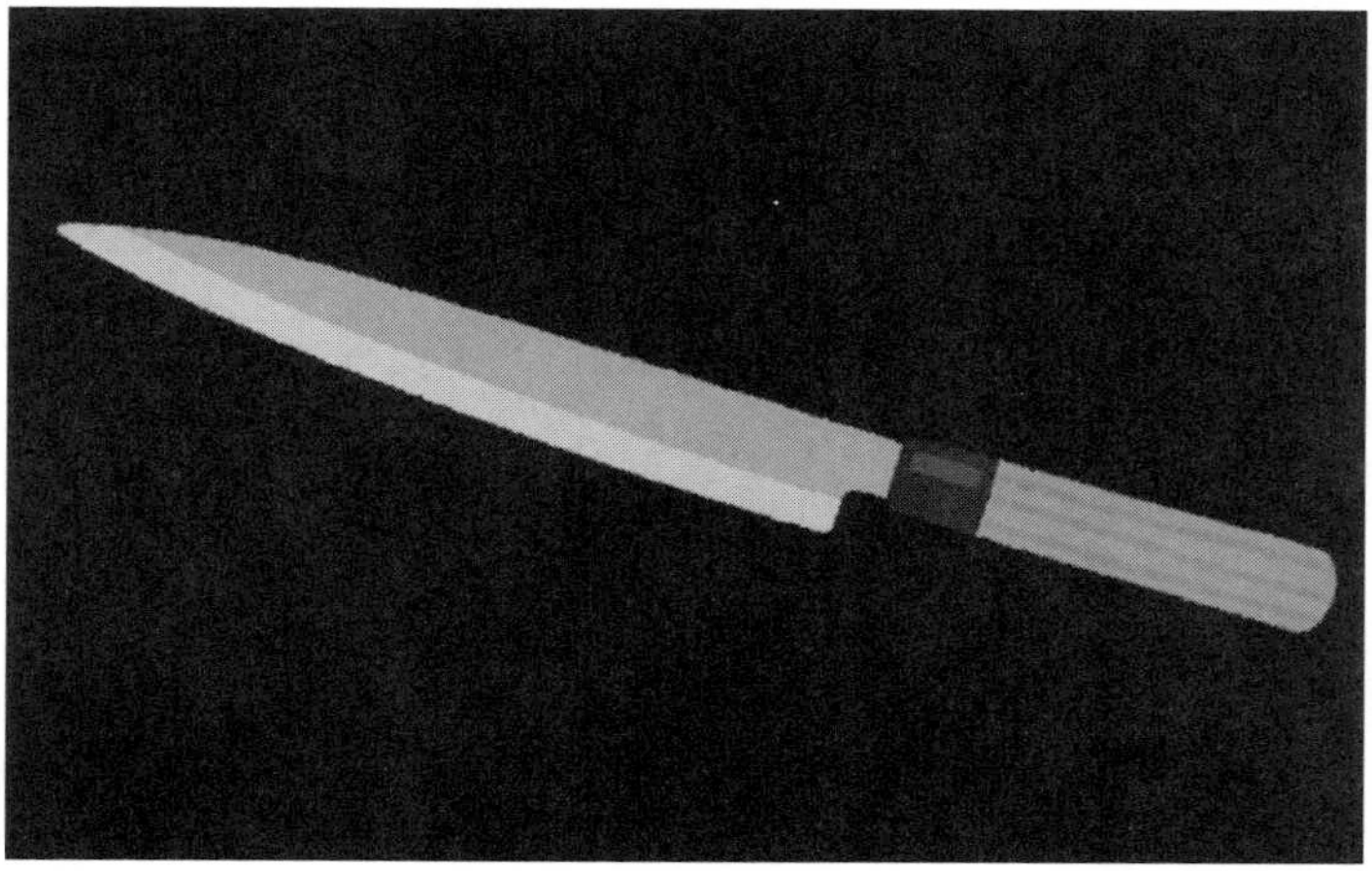

の恐怖で腎臓もぼろぼろになりましたし、血尿も出るようになりました。

あるいは、学校の先生に頭を陥没するほど殴られたり（今も頭頂部が凹んでいます）、血尿が出るほど背中を蹴られたりしました。昔は体罰というのはすごかったし、私には父がいませんでしたから、てなし子はどんな風に扱っても文句は言って来まいという感じで、学校の先生にもすごく苛められましたね。

「本当の優しさをくれた人がどこにいた？　私が苦しいときに寄り添ってくれた人がどこにいた？　そのような理不尽な出来事は全部必要なことだったんですかい？」

このようなインチャが出てきてしまったわけです。だから私は小さい頃の寅ちゃんに、「辛かったな、よく頑張ったな」って声をかけてあげたのです。「あの包丁は怖かったね。誰一人、大丈夫だったかと言ってくれる人もいなかったね。病院に入院していた母が帰ってきたときにものすごく嬉しかったけれども、そのときに、お前は大丈夫だったかの一言もなかったね。それで何かかすかな繋がりも切れてしまって、それ以来笑うこともできなくなってしまったね」。

このようなことを思いながら、歩いていてふと見ると雨が降っているんだけれども、何だか私は濡れていないんですね。そこには広葉樹があって、それが雨を遮ってくれていたのです。

「そうだ、なんだかんだ言っても私は刺されなかったんだ。なんだかんだ言っても母親は刺されたけれど死なないで戻ってきたじゃないか。それだけで十分じゃないか。このように殺される羽目に合わなければ、私や母親は命を大事にすることもなかっただろう。母親は口癖のように早く死にたい、早く死にたいと嘆いていた。私も同じように早く死にたい、こんな人生なら生きていてもしょうがないと思っていた。だから自分の命を粗末にしてきた。だから粗末に扱われて刺されるような事件に遭遇して、命乞いをして、命が大事なんだと思って、自分が走って逃げる体験が必要だった。その体験をすることで自分は命を惜しんでいるということがわかり、自殺することなく生きていくことができた。だから、この出来事が必要だったんだ」

このように思い、今まで自分に起きたことは全て必要なことだったと確信しました。

三頭山から歩いて2時間近くたって、やっと槇寄山の近くまで来ました。そのとき遠くで犬の鳴き声が聞こえます。野犬だったら嫌だなと不安に思って歩いていると、目の前に大きな黒い犬と茶色のぶちの犬が2匹、私の行く手を阻むように私をじっと見ているのです。

「やばい！」。８歳のときに黒いドーベルマンに追いかけられてお尻を噛まれたことを思い出して、お尻がぷんと硬くなりました。あのときも誰も助けてくれなかった。みんな笑って見ていた。本当に、私は噛み殺されたかもしれないのに。

そんなことを思い出しましたが、待てよ、ここで恐れてアドレナリンを出しちゃったら、犬は私が臨戦態勢だと勘違いして攻撃してくるかもしれない。そうなったら噛まれるので、「よし、これもフレンドリーにすればいいんだ」と思って、気を静めて歩いて行きました。向こうも近づいてきました。で、私は突然「Tell me the way the Makiyoseyama?」って何だか知らないけれど英語で言うんだよ。そうしたら「あい！」と言ってね、黒いのとぶちがね、踵を返してどーっと行くんですよ。それで私は「えっ？　聞いたわ！」と思ってそのまま歩いていました。そうしたらまた止まるのです。「this way」って私が言うんですよ。するとまた行くんです。でもいっときするとまた

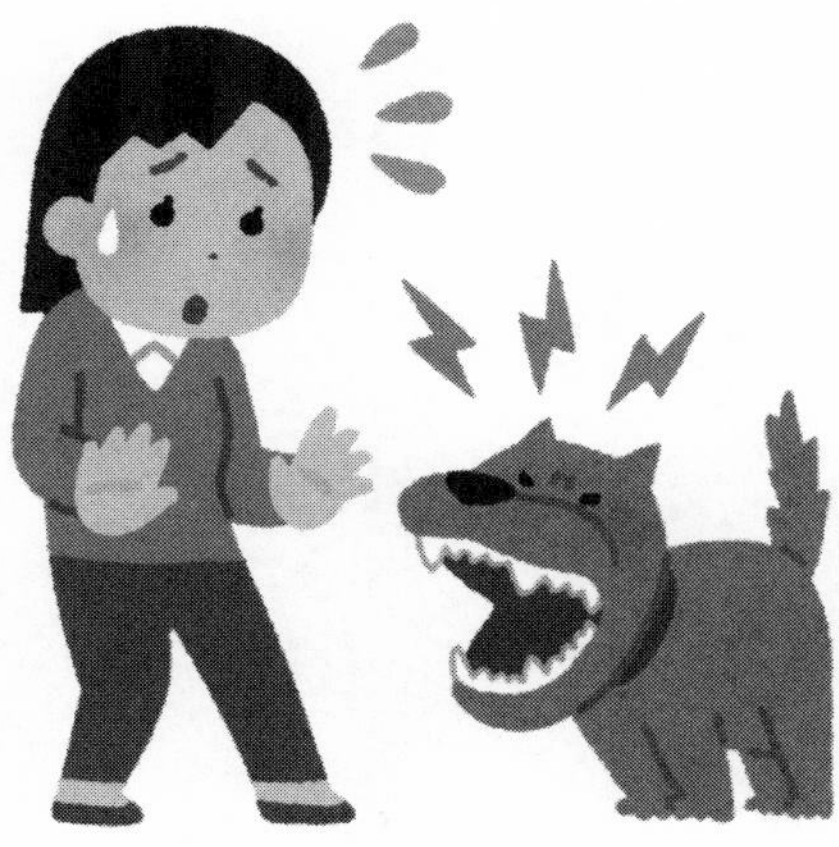

止まるんです。で、「this way」と繰り返していたの。いや、やっぱり止まったときの目が怖いわけだよね。とうとう止まって、私の後ろ側に2匹が来たのですよ。「やばい、踵を咬むんだな、困ったな、これはやられるな」と思ってですね。そしてどうしようかなと思って。で、もう一回トライしてみようと思って、「Go this way！」と大きな声で言ったのですよ。そうしたらすーっと私の横を通って、また前に行ったのです。で、抜いたり抜かれたりしながら槇寄山に着きました。

この犬がずっと付いてくるんですよ。私のリュックの中に入っている弁当を欲しがっているんですね。私は雨も降ってきたからカッパを出したいんだけれど、このリュックを開けると弁当を出すと思って犬は来るじゃないですか。だから開けられない。もうずぶ濡れでもいいや、ここで遅ればせのお昼にしたかったけどそれもいいやと思い、槇寄山の仏さまに般若心経をやりました。「観自在菩薩……」とやってたら、犬が「ワンワンワン、ワンワンワン」と一緒にやろうとするわけですよ。もう、うるさくてですね。そうしたら今度は蚊がいっぱいきて、蚊に刺されて痒くて嫌だというインチャが出てきました。

「こんなんで私は本当に信仰心が上がったんだろうか？」と思いましてね。30分ほど仏さまと交信しました。ぷーんと飛び回ってうるさい蚊も、咬むだけ咬んだら静かになるんだなと思って咬ませました。なんかもうボコボコになりましたけれどね。そして怖れることのない、必要のない恐れ。この犬たちは、もともと飼い犬で山に捨てられた犬たちだから噛むことはなかったのだけれど、もしかしたらと恐れていました。今までの人生も、もしかしたら、もしかしたらと先々のことを心配して生きてきたんだなと思いました。「もういいや、噛むなら噛め」となったときに、この犬たちは私から去って行きました。不思議ですね。

今回の峰入りでは、神仏を信じてますと言いながら信じていないから、こうやってありもしないことを恐れ、悩むんだということを教えてもらいました。自分の身に何が起こったとしても全部受け取っていこうという気持ちになれました。

女性を嫌い嫉妬する自分が出てきたり、自分のことや日本の国をよく言わない、よく思わない人たちに対して嫌だなこいつと思ったり、恐れることのない犬を怖れる自分に気づき、蚊も血を吸わせてしまえばもう刺さない、そういうことも気づきました。

だいぶインチャも癒えて、公平に人々を愛せるようになったかなと思っていましたが、なんてことはなく、弱くて苦しんでいる人、困っている人、そういう人だけに親切なんだと思い知らされました。自分が苦しかったから、苦しんでいる人の中に自分を見て可哀想に、哀れに思っているんだということ。そういうインチャが満載なんだということ。また、男性に媚びを売ってあまり働かない女性をすごく嫌っている自分がいるということもよくわかりました。駄目な自分、ドロドロの自分が山のように出てきて愕然としました。一からやり直しです。こんなに修行していてもまだまだあるわけです。蚊に刺されたぐらいでイライラするようじゃ、信仰心まだ全然できてないなと思いますね。

雨が本降りになっていましたが、もう濡れついでだとカッパを着ることなく、山を下りました。道路に出る直前で、山に向かってお礼の最後の祝詞・心経をしますが、それをしていたら、本降りどころか滝のような雨がダーッと降ってきましてね。最後に禊ぎの雨になりました。ずぶ濡れのまま九頭龍神社に行き、「力水をありがとうございました。無事に満行できました。おかげさまでいろいろなインチャが浮上してきました。もう一度自分を見つめ直してみます。ありがとうございます」とお礼の挨拶をして帰りました。

苦しみの中に身を置くことで、解決していないことがいろいろと噴き出てきますから、皆さんも峰入りなどして苦しみを自分に課してみてください。何も苦しみがないときは誰にでも親切にできるものです。苦しくて余裕がないときはそういかないのですよ。ですからこうやって峰入りとか苦しいことをすることは大事かなと思います。

■ケース１　40代・女性

主訴　膵臓の尾部に腫瘍（５×４㎝）、胆石２個

この人は40代の女性で、膵臓の腫瘍があって、胆石が２個あります。

ではＤＶＤを見ましょう。

〈ＤＶＤケース　１回目〉

由井：結局まだ検査してないから悪性なのかどうかわからないでしょ。

患者：手術して切ってみないとなんとも言えないと先生に言われて。

由井：痛みはないのかい？

患者：疲れたりするとこの辺りが痛んだりするんですけれど、動き過ぎたりしたときは痛いなと思って、最初、臍の下が痛かったのです。痛いなと思って臍から右に行ったり左に行ったりして最終的に胃が痛くなってＣＴを撮ったら膵臓に腫瘍があるって……。

由井：腫れているということがわかったんだね。

患者：４・５センチぐらい。１月８日に切るか切らないかを決めなければいけなくて……。

由井：もうすぐじゃん。
患者：切らないでもし小さくなったらそのままでもいいですかって聞いたら、もしじゃあそれが悪性だった場合どうするのって言われて。小さくなることもないと思うよと言われて。切るとなると脾臓も一緒に切らなくちゃいけなくなる。
由井：どうするか人生の中で一番の勝負所だよね。臍から始まったその痛みは、お父さんが膵臓癌で亡くなる前はなかったの？
患者：なかったです。
由井：出てきたのはいつだったの？
患者：3か月ぐらい前ですかね。
由井：父が亡くなって3か月ね。あなたが住んでいた家は古い家なの？
患者：小さい頃は本当に水がすごく汚かった。水がよく濁って大変だったというのは母から聞いて、その後に住んだ団地も水道管にサビとかが結構付いていたみたいで。
由井：その水が原因みたいだよ。お父さんの膵臓癌もあなたの膵臓の腫瘍もその水だって。
患者：たぶん生まれたときは井戸水だったのかもしれない。
由井：だよね。その井戸水にはね、腐敗菌があったらしいよ。毒素というよりも腐敗菌がはびこっていたみたい。腐敗してしまった理由は、井戸を掘るときにお祀りをしないで掘ったためみたいよ。水神さまが怒っているんだって。道理をわきまえずに神さまの許可を得ないで井戸を掘っちゃって……。その信仰心のなさがお父さんとあなたに来ちゃったということ。あなたがやったわけじゃないけれど、大変申しわけありませんでした、と謝らなければいけない。お宅は癌が多かったね。

患者：多かったですね。調べたらこんなにいたんだってびっくりしました。関係ないかも知れませんが、実家に刀があるんですね。祖父から私の父が預かって…。父の家系が武士もやって農家もやっていたみたいな感じで……。なんかちょっとその刀が人を殺めたことがあるから、父親が亡くなるときに、その刀があるから警察に持って行けと言われて、どうしようかねって今悩んでいるところで……。

由井：そうしたらその刀を祀ってあげたらいい。夫との関係は？

患者：前は全然話もできなくて、私が何か嫌になっちゃったんですね。

由井：あなたは、感情があってもすごく我慢するんだよね。

患者：我慢します。

由井：言えないいんだったら書いたらいい。君みたいな人は書くことがすごく大事。

患者：怒りは溜まってました。
由井：それから恥の意識がすごく強いよね。
患者：強いですね。恥ずかしいことは止めなさいとか、そういうのはずっと言われてきたから何も言えなくなってきちゃって。
由井：すごく憎んだり恨んだりしたことはあるかね？
患者：小学校のときに本当に馬鹿にされて、あの人がいなくなればいいのにと、あの人の家のところに行って学校に来れないようにしてやろうかとか、色々思ったりしました。
由井：でも思っても実行もできないし、言えないし、そうやって恨みとか辛みとかずっと腹の中に入れていったんだよね。押し殺しているだけだから、そういうのは体に障るんだよね、すごく。憎んでいたと言っているのにさ、そういういい方をするじゃない。そこに感情が乗らないいんだよ。今君は人生を恨んでいるわけだから、何でこうやって我慢して、我慢して苦労してきている私にこういう腫瘍をくれるんだって、君はそういう風に思っているのでしょ？
患者：思います。何で私なんだろうって。（へらへらしながら言う）
由井：何でそれを笑いがなら言うんだ。それは泣きながら言うんだよ、悔しいと思って言うんだよ。
患者：すごい蓋してきたのかな。
由井：蓋してきているんだよ。そうやって生きてきたから、腫瘍ができてしまったということを私は伝えたいんだ。
〈ＤＶＤケース終了〉

■膵臓機能の低下　霊的見解

膵臓の働きは、一般的には、消化を助ける膵液の分泌と血糖値の調節をするインスリンの分泌があります。

膵臓機能が低下する人は、以下のような価値観が関係しています。

「人は人によくするのが当たり前だ。人によくしなければならない。人に迷惑をかけてはいけない。相手が嫌がることをしてはいけない」

また、以下のような嫌だという意識が関係してます。

「人とぶつかることを避ける。人との意見の対立を引いてしまう人。良い人になりたい」

さらに、以下のような恐れの感情が関係しています。

「**人に認めてもらいたい。人からよく思われたい。人から悪く思われたくない。まじめな人が多い。堅い人、融通が利かない人**」

こういうものの考え方、間違えた考え方をしていると膵臓の機能が低下してしまいます。

この人は、少し低血糖症でもあります。低血糖症になりやすい原因は二つあります。

低血糖症の原因1　霊性的な意味。

霊性を高めるように生きるのが、正しい生き方で神さまの求める神ながらの道です。この神ながらの道、正しい生き方から逃げようとしている人が、低血糖症になりやすい。たとえば、何でも自分の思う通りにしたいという欲の塊のような人、執着が一杯ある人、自分さえよければ人のことは関係ない。このような霊性向上に反する生き方をしている人々のなかにいて、自分の言いたいことが言えない人・人のいいなり・我慢しっぱなし・流されっぱなし、という自分に自信がもてない、自分と向き合えないような人。逃げちゃうような人。このような人が低血糖症になりやすいです。後ろへ逃げるタイプですね。逆に前へ前というタイプは高血糖症になりやすいです。

低血糖症の原因2　インチャ。

大事されないインチャ。大事にしてもらいたいインチャ。愛されたくて頑張って頑張って、やれるだけのことはやってきても大事にされなかった。愛されなかった。愛される努力を諦めちゃって努力しなくなっている。努力しないけど気持ちだけは愛されたい。愛されたいという思いのままでいる。拗ねている。愛情飢餓状態。拗ねているけど愛してほしいと思い続けている人。

神さまが低血糖症の人に求めているのは、愛されなくても、自分は価値ある人間だと思えるようになってもらいたいということ。何もできなくても役に立たなくてもいいんだと思えるようになってもらいたいということ。低血糖になって役立たずになって、それでもいいんだと思えるようになるためにそういう状態にさせるのだということです。神さまが求めているのはこの一点のみです。

彼女の膵臓腫瘍の他の原因として、水神さまの祟りである水毒があります。もう一つ霊性のギャップも原因としてあります。この人は本来もっと霊性が高くなければいけないのに、人に文句を言ってはいけないとか、自分を抑えて間違った考えをしているから霊性が下がってしまっています。本来あるべき霊性と現在の霊性のギャップが大きいと病気が生じてしまうのです。この人はもっと自分自身を生きなければいけません。それから膵臓腫瘍の原因としてもう一つ、刀の霊障もあります。

さて、この人へのレメディーの処方は以下の通りです。

この人は怒りを全部我慢しているんですね。すごくいい人なんですよ。だけど怒りを我慢していると胆嚢がやられます。なのでサポート胆嚢を指示しました。

井戸水の毒素として考えられるものとして、ボツリヌス菌、チフス菌、炭疽菌が考えられますので、これらのレメディーをコンビネーションにして指示しました。これらは天文学的に希釈振盪していますので、原物質は1分子も存在していません。もちろん、病原体も1匹も入っていませんから何も心配しなくても大丈夫です。原物質情報、病原体情報だけが入っています。人体は、物質がなくても、物質情報を与えることで、あたかも物質が入ったかのように反応し、自己治癒力が触発されて、異物を排出しようとします。ホメオパシーのレメディーの素晴らしいところは、このように毒性が全くなく、それでいて薬効だけは残っているところです。

朝にIod.（アイオダム／ヨウ素）です。アイオダムのレメディーは、膵臓の腺を活性化します。このアイオダムには心がありまして、その心は自分は何やっても無能だと思っているのです。そのような間違えた考え方をしているからどうしても膵臓がおかしくなってしまうのです。

昼にCinnb.（シナバリス／辰砂＝硫化水銀）です。井戸に入っていたかもしれない水銀毒対策として指示しています。

夜にCon.（コナイアム／ドクニンジン）です。ヒポクラテスと同時代を生き

◎ DVD１回目の処方 ◎

随時：	サポートφ胆嚢 ＋Botul.（ボツリヌス菌）	全ての怒りを我慢した ＋Typh.（チフス菌）
	＋Anthr.（炭疽菌）	汚染された井戸水対策①
朝　：	Iod.（ヨウ素）	膵臓の腺の活性 自分は何をやっても無能だ
昼　：	Cinnb.（辰砂＝硫化水銀）	汚染された 井戸水対策②
夜　：	Con.（毒ニンジン）	膵臓の腫れ 感情の麻痺・投げやり

MT φ	Ham.	魂の役割に気づく
ハーブ酒	Mill.	成長する事への恐れを取り除く
霊的作用	Hyper.	決断する勇気を持たせる

たソクラテスは、このドクニンジンで処刑されました。牢屋の番人はソクラテスがいつでも逃げられるよう鉄格子の鍵をかけていませんでしたが、ソクラテスは不正をして生き延びることを拒否し、処刑を受け入れました。ソクラテスはドクニンジンの入った毒杯を飲み、死に至る様子を見守る弟子たちに伝えています。はい、足が痺れてきたぞ。はい、腿が痺れてきたぞ。はい、手が痺れてきたぞ。もうじき心臓に来るから、これが最後だからな、よく見ておけよ。と言ってソクラテスは死んじゃいました。

ドクニンジンのレメディー、コナイアムは、膵臓の腫れ、感情の麻痺、投げやり、これをしてはいけない・あれをしてはいけないと自分を縛りに縛ってしまっている人、このような人にとても合います。

マザーチンクチャー（φ）は、Ham.（ハマメリス／アメリカマンサク）、Mill.（ミリフォリューム／セイヨウノコギリソウ）、Hyper.（ハイペリカム／セイヨウオトギリソウ）を一緒にとるよう指示しました。ハマメリスは、魂を救うために、魂の役割に気づかせるため。ミリフォリュームは、心を救うために、成長することへの怖れを和らげるため。ハイペリカムは、心を救うために、決断する勇気をもち、ノーと言えるようになるため。

以上が初回の処方です。

刀が届きましたので刀のお祀りをしました。ではちょっと見ましょう。

〈DVD〉

患者さんの家に何代も前からありましたこの刀さまに成仏してもらいたいと思います。そしてこの刀によって切られた人の無念の想念も返したいと思います。

祝詞と般若心経を奏上（極て汚きも滞（たま）りなければ穢きとはあらじ、内外（うちと）の玉垣清浄（たまがききよききよし）と申す…………。）

〈DVD終了〉

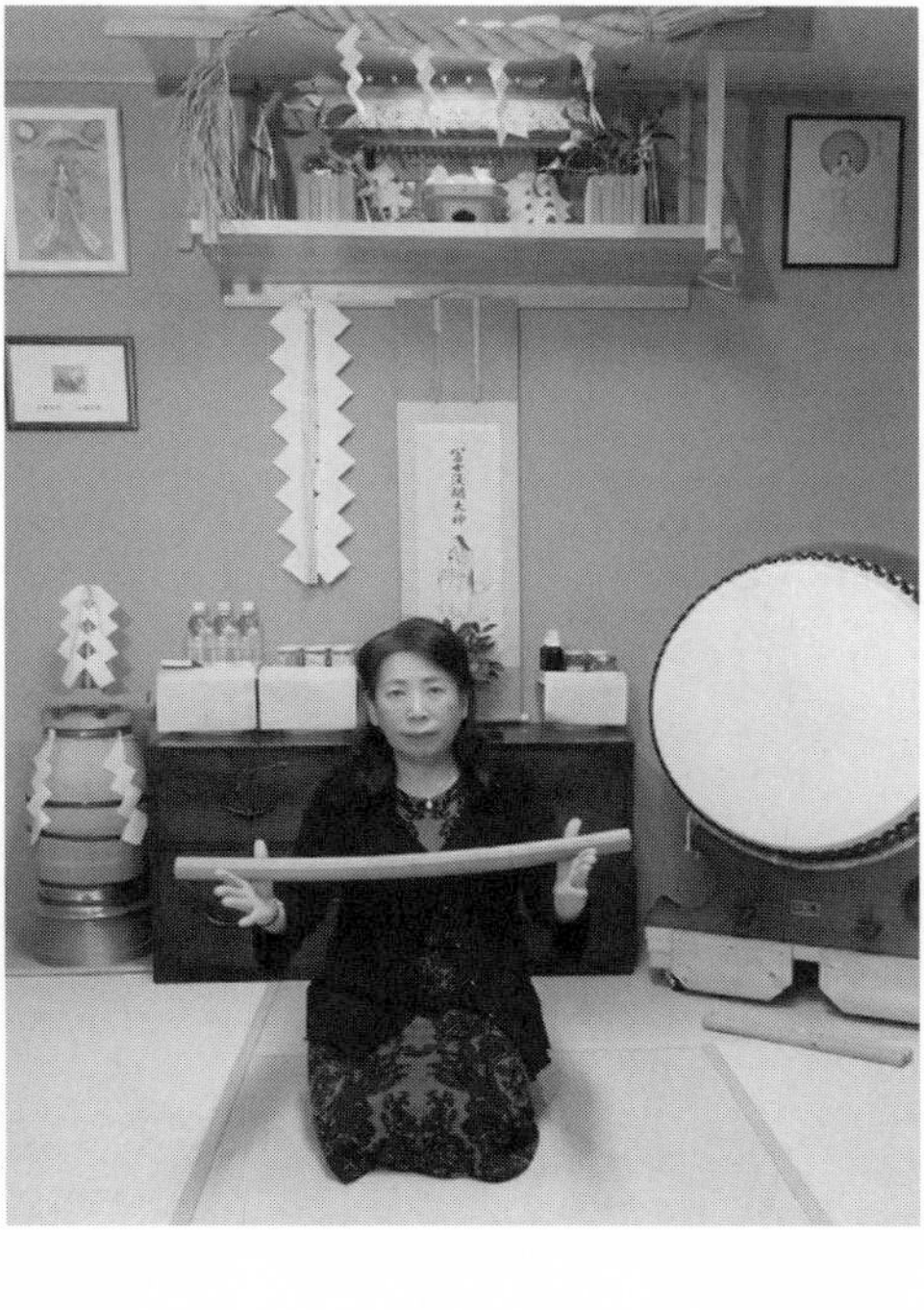

実際はこんに短くないですよ。1日30分かけて祝詞・般若心経をするのです。それを1か月間ずっとやったわけです。その間に社員が2人ほど倒れました。宅配便で刀が届いたんですね。それを受け取って開けた人が、その日のうちに目眩と吐き気で倒れてしまったのです。1週間ほど寝込んでいました。すごい想念なんですよ、刀が。

刀の成仏のために経津主神（ふつぬしのかみ）をお呼びしました。ふつというのは、切れ味が良すぎて、紙でも何でもふっと切れてしまうその「ふっ」というさまから来ています。刀の切っ先の切れ味の鋭さに人々が畏敬の念を抱いて、経津主神が出で立ったのです。その経津主神に来ていただいて、この刀で切られた人と切った刀に成仏してもらいました。最初に切られた人が成仏してくれました。刀の方はまだ駄目、まだ駄目、もっと切りたいという感じでなかなか大変でした。毎日経津主神にお願いして、1か月かかってやっと刀が鎮まってくれました。よかったです。

さて、レメディーを処方してれから2か月ほど経過して報告がありました。

膵臓辺りの痛みが改善。食欲がないのが大きく改善。全身のだるさが改善。精神的に意欲的になって、怒れるようになった。祝詞・般若心経は毎日やった。

よかったですね。病気でできないときは仕方がないけれど、ホメオパス任せにしないで、できるだけ自分でも祝詞・般若心経をやることが大事です。祝詞・心経をやると痛みが楽になるそうです。インナーチャイルド癒しも子どもや夫のことで、心が乱れたときに取り組んでいるそうです。

この怒りは過去のお母さんに対する怒りであって、夫に対する怒りじゃない、子どもに対する怒りじゃない、という風に分離していくわけですね。目の前の人に怒ってもしょうがないからですね。で、イメージのなかで母に怒りをぶつけて、ある程度怒りをぶつけたら、今度はインナーチャイルドが本当にしてほしかった願いをイメージで叶えてあげるのです。お母さんに抱かれて幸せそうにしているイメージです。そうすると涙が出たとのこと。あーよかった。はい、では2回目です。どうぞ。

〈DVDケース2回目〉

由井：ほぼ悪性じゃないと先生が言ってくれたときは嬉しかったでしょう。

患者：はい。もうすごく救われた思いで本当に嬉しくなって、生かされていてよかったと思って。

由井：本当だ、本当だ。自分のインチャをわかってなかったよね。

患者：わかってなかったです。ようやく、私こんなインチャがあったのねという感じで。インナーチャイルドがあるということが、どんどん明確に見えてきました。

由井：以前は中核となるところがぼーっとしている感じがしていた。

患者：言っちゃいけないっていう長年の抑え込みがあって、いい人に見られたいというのが本当に強かった。

由井：それ、わかったの？

患者：わかりました。家では本当にバンと言うんですけれど、今だんだん外でも「嫌だよね」とか言って、もういいや、いい人なんかやってられないと思って。

由井：よしよし。顔色うかがってこっちではこう言い、あっちではこう言うじゃないんだ。統一化されるんだ。これが本当のあなたなんだよ。ところであなたのお父さんは、あなたがレメディーを出してあげてさ、最後は苦しまないで亡くなったけど、お宅は癌の人が多かったじゃない。

患者：何でこんなに癌が多いんだろうというぐらい一杯いて。

由井：刀の怨念で苦しんでいた部分もあると思うけど、あれはいつの刀？

患者：たぶん江戸の終わりあたり。

由井：あの刀で何人も切られている人がいて、歴史があって重いんだわ。そこの家にしても、井戸がさ、ヒ素とか腐敗菌がいるような水を飲ませるところに連れて行かれちゃったんだよな。切られた人の怨念というのは強いものがあってね。いかにさ、刀と殺された人たちがそんなことでは許さないぞという勢いがあったかわかるでしょ。刀は小さいのにドスンと重たいんだよ。最初すごかったんだ。寄るな近づくなという感じだった。人の怨念って怖いだろ。

患者：怖いですね。

由井：切られた人だって成仏したいし、刀自身も成仏したいし、ちょっと余分にやったんだ。そうしたらスコンととれてね。切られた人から成仏してくれたんだ。次に刀が成仏した。その後であなたからほぼ良性だという報告がきたので、私はやった、これも功を成したなと思ったのよ。

患者：同じタイミングで。

由井：そう同じタイミングで。だからすごく嬉しかったのよ。祝詞、般若心経やっているのね。

患者：本当にありがたくていつもいつも上げています。

由井：毎日ね、習慣化して行くって大事だよね。
患者：はい。いい流れがバーッとやって来たような感じで。
由井：あなた、この前ね、夫と喧嘩ばかりしてね、別れるとか言っていたんだよ。
患者：私、こんなに恵まれてたのに何をこれ以上求めようとしていたのかなと気づいたら本当に全てがありがたくて、生かされている。本当にもうこの学校に来て勉強もさせてもらってすごく本当に全部がありがたいなと思っている。
由井：素晴らしい。だからここを悪性にしないようにしていく生き方が大事。それは、ひたすら感謝し、ひたすらこれで足りているんだという、そういう気持ちがあると必ず仏さま、神さまが目を掛けてくれるから。じゃあまたね。
患者：ありがとうございました。
〈DVDケース終了〉

明るくなり、いいですね。この人らしくなっていきました。悪性じゃなくなったっていうのはすごく嬉しいですね。もともと悪性じゃなかったのかもしれませんが、いずれにせよ嬉しいことです。

この人は次には肝臓をやります。肝臓というのは解毒の臓器ですからね。肝臓で怒りを穏やかにし、解毒を進めます。ブレッシングというのは祝詞・般若心経を希釈振盪したレメディーになっています。

Iod.（アイオダム／ヨウ素）はこの膵臓の腺にいいからここに入れておきました。

朝にArs.（アーセニカム／ヒ素）ですね。アーセニカムのレメディーは、クンダリーニエネルギーという神さまのエネルギーを増やしてくれるのよ。素晴らしいですね。

昼に悪性じゃありませんけどCarc.（カーシノシン／乳癌）を指示しました。これは、血液浄化と諦めないで前に進んでいけるようになるため、そして癌予防のためです。

◎ DVD２回目の処方 ◎

随時：	サポートφ肝臓	怒りを穏やかにする
	＋Iod.（ヨウ素）＋Blessing（祝詞・心経）	
朝　：	Ars.（ヒ素）	ヒ素毒を取り去る クンダリーニエネルギー（神仏のエネルギー）を増やす
昼　：	Carc.（癌細胞）	血液浄化 諦めないようにする
夜　：	Rhod.（シャクナゲ）	腺の活性 人生の荒波（カルマや苦しみ）を乗り越える

Rhod.（ロドデンドロン／シャクナゲ）は腺、膵臓の腺に合うレメディーなんですけれども、人生の荒波、カルマ、苦しみを乗り越えるためのレメディーです。こんなレメディーを指示しました。

そして第19回ＪＰＨＭＡ（日本ホメオパシー医学協会）コングレス（２０１９年1月5日）で発表してくれました。その映像をみてください。どうぞ。

〈DVDコングレスの発表〉

私の父は6月に膵臓癌で亡くなりました。膵臓癌、肝臓転移のステージ４、末期癌と診断され、入院から2か月足らずで亡くなりました。父は手術もできない、抗癌剤治療もできないのかとかなり落ち込んでいました。ならば今私がホメオパシーをやるべきだと思い、由井先生のお言葉に甘えてメールさせていただきました。毎日お忙しいにもかかわらず、由井先生から温かいお言葉のメールをいただき、またレメディーも特別に処方していただきました。

父はその頃から死を覚悟したのか生きるというより、死を迎える準備をはじめました。私も家族も癌はものすごい痛みが出ると聞いていたので、毎日痛みが出ませんようにと祈っていたように思います。病院で痛み止めとしてもらったモルヒネは一切使うことなく、穏やかに明け方眠るように自宅で亡くなりました。レメディーが体に入ることでこんなにも穏やかに人間らしく死を迎えることができるのかと、私はホメオパシーの素晴らしさを目の当たりにしました。

　私は父と同じ臓器、膵臓に腫瘍があります。父の死から3か月経った頃にわかりました。由井先生に私の膵臓腫瘍でお世話になることとなったのです。毎日レメディーだけでなく祝詞、般若心経を唱えなければならないことを伝えられました。毎日、祝詞、般若心経を唱えました。すると不思議なことに痛みを感じていた腹痛が和らいだ

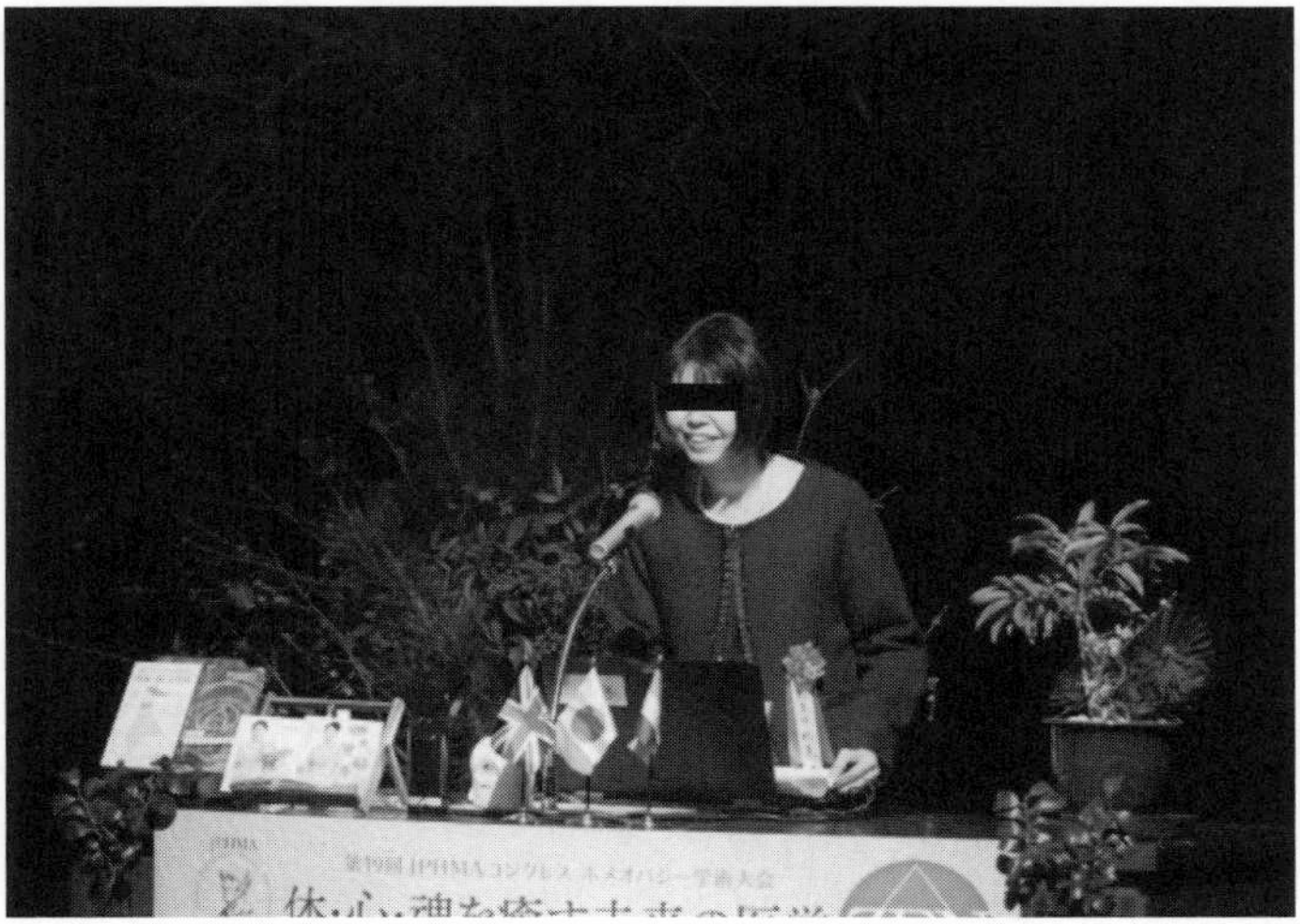

のです。レメディーをとり、般若心経を唱えインナーチャイルドを癒やし、豊受の野菜などを食べることを心がけ、ほぼ良性と診断していただきました。また躊躇っていた手術も今すぐでなくてもよいと言われ、このままホメオパシーを続ける時間もできました。そのことを由井先生にメールで報告すると大変喜んでくださいました。

また、由井先生に私の実家にあった刀の想念を祓うことを引き受けていただきました。3代にわたってどうすることもできなかった刀がようやく浮かばれることとなりました。これも由井先生のお陰です。私は自分の命、体、心、そして家の問題までも由井先生に助けていただきました。

生き方、考え方が間違っていると病気になるのだと先生は講義でもおっしゃっています。病気になる＝悪いこと。ホメオパシーを知らなければ私の人生はその考え方のままだったと思います。病気に感謝することができること。それを教えてくれたのは由井先生、そしてホメオパシーです。由井寅子先生を始め、先生方、そしてスタッフに皆さま方、そして素晴らしい学校の仲間たちにいつも感謝しています。ありがとうございます。

〈ＤＶＤケース終了〉

本当にこうやって患者さんたちがね、自分のことを発表してくれると朗報になります。同じように悩んでいる人がいらっしゃるのですよ。「あー、こうやって再生して、また新たに生きることができるんだ」とわかると思います。だからぜひ協力してください。

その後（２０１9年5月31日）、以下の報告がありました。

・少し腫瘍が小さくなった。
・山にも登れ清々しかった。
・怒りの感情を出せるようになった。
・嫌なことを断れるようになり、本当の自分を生きられるようになった。
・信仰心が増えた。
・仕事をやめ、祝詞・心経に時間を費やせるようになった。

素晴らしいことになりました。

■信仰心を目覚めさせるマザーチンクチャーとレメディーその2

信仰心を目覚めさせるマザーチンクチャーとレメディーその1は、『信仰心を目覚めさせ幸せに生きる！〈1〉』をご参照ください。今回はその2を紹介します

●Solid.（ソリディゴ／セイタカアワダチソウ）のマザーチンクチャー

精神的効果：「他者は自分に攻撃してくる」とか「他者は自分にひどい目に合わせる」など「やられてしまう」というような恐れの意識を癒してくれる。

霊性的効果：神仏の存在を疑い、信じられない未熟な魂を成長させる働きがある。ただし、成長する気持ちがないと効果は得られない。

セイタカアワダチソウのマザーチンクチャーは、腎臓によいですが、腎臓の病気をダイレクトに改善するというよりも、腎臓の働きを弱らせている恐れの意識を緩めることによって腎臓の機能が良くなることが目的としてあります。恐れが強くて腎臓の病気になっている人に効果があります。

●Carthamus tinctorius（カーサマス・ティントリウス／ベニバナ）のマザーチンクチャー

霊性的効果：許し。相手を批判し、悪いと人のせいにし、相手は間違っていると排除するようなことは、人を赦し受け入れるということが信仰心ある行為だとしたら、その真逆を行く行為であり、そのような行為、意識によって傷付き弱った魂に対し、その傷を修復し元に戻す働きがある。

●比沼麻奈為神社の水のレメディー

霊性的効果：他者は自分を特別扱いしなければならない。他者は自分を一番大事にしなければならない。他者は自分を優先し

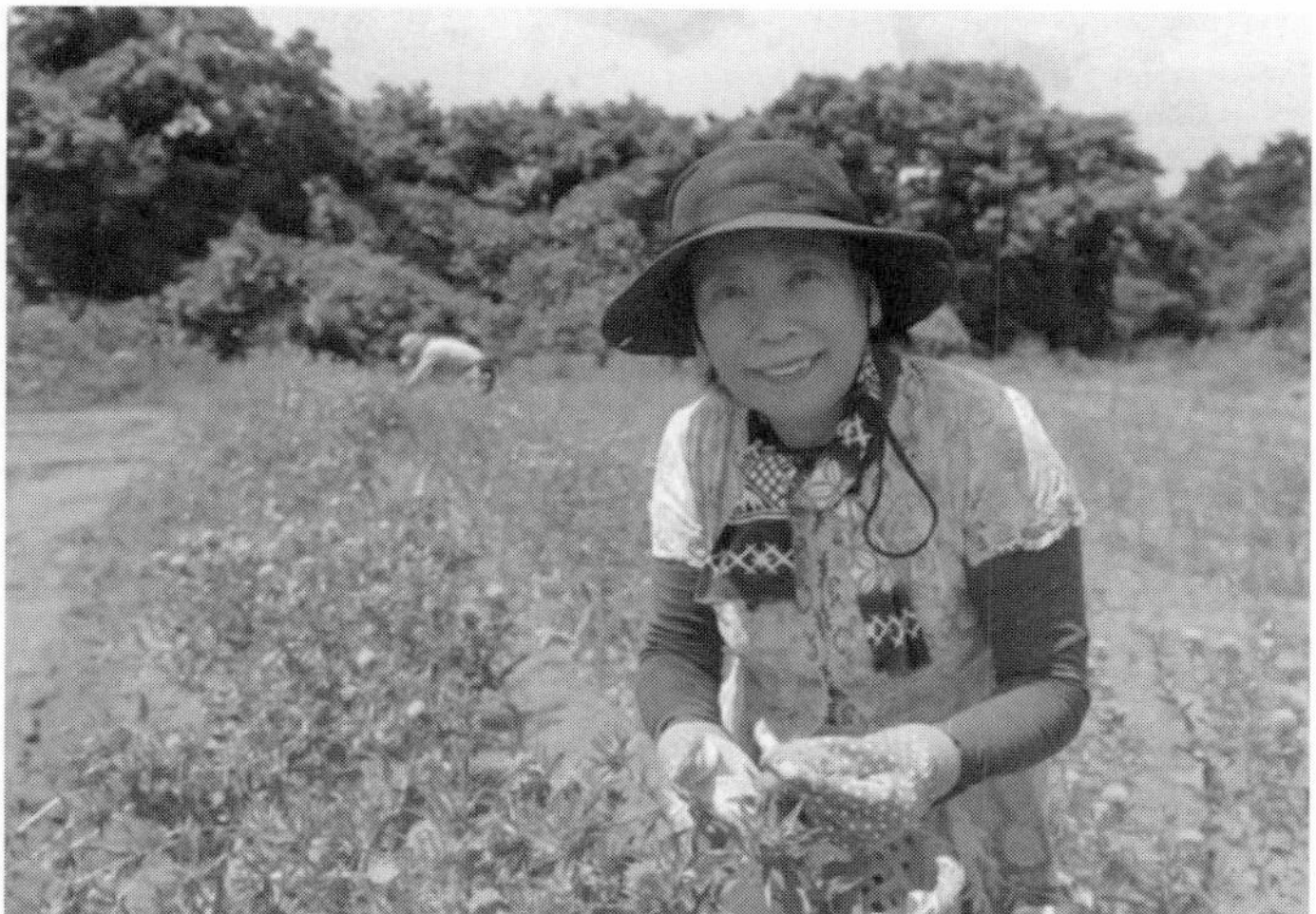

なければならない。このような偉そうインチャ、お坊ちゃん・お嬢ちゃん意識をもっている人。こういう人は、エゴが強く、自分さえよければいいという自己中な人で、肝臓の病気になりやすい。こういう自己中な人、肝臓の病気の人は、謙虚さがなく、利他の心に欠ける・人のせいにしたりする・信仰心が少ない・霊性が高くなりにくいという傾向がある。このレメディーをとることで、このような自己中で、自分さえよければいい、特別扱いしなければならない、一番大事にしなければならないという意識が緩み、霊性を修正する効果がある。信仰心が出てきたり、偉そうインチャがおさまったりする。

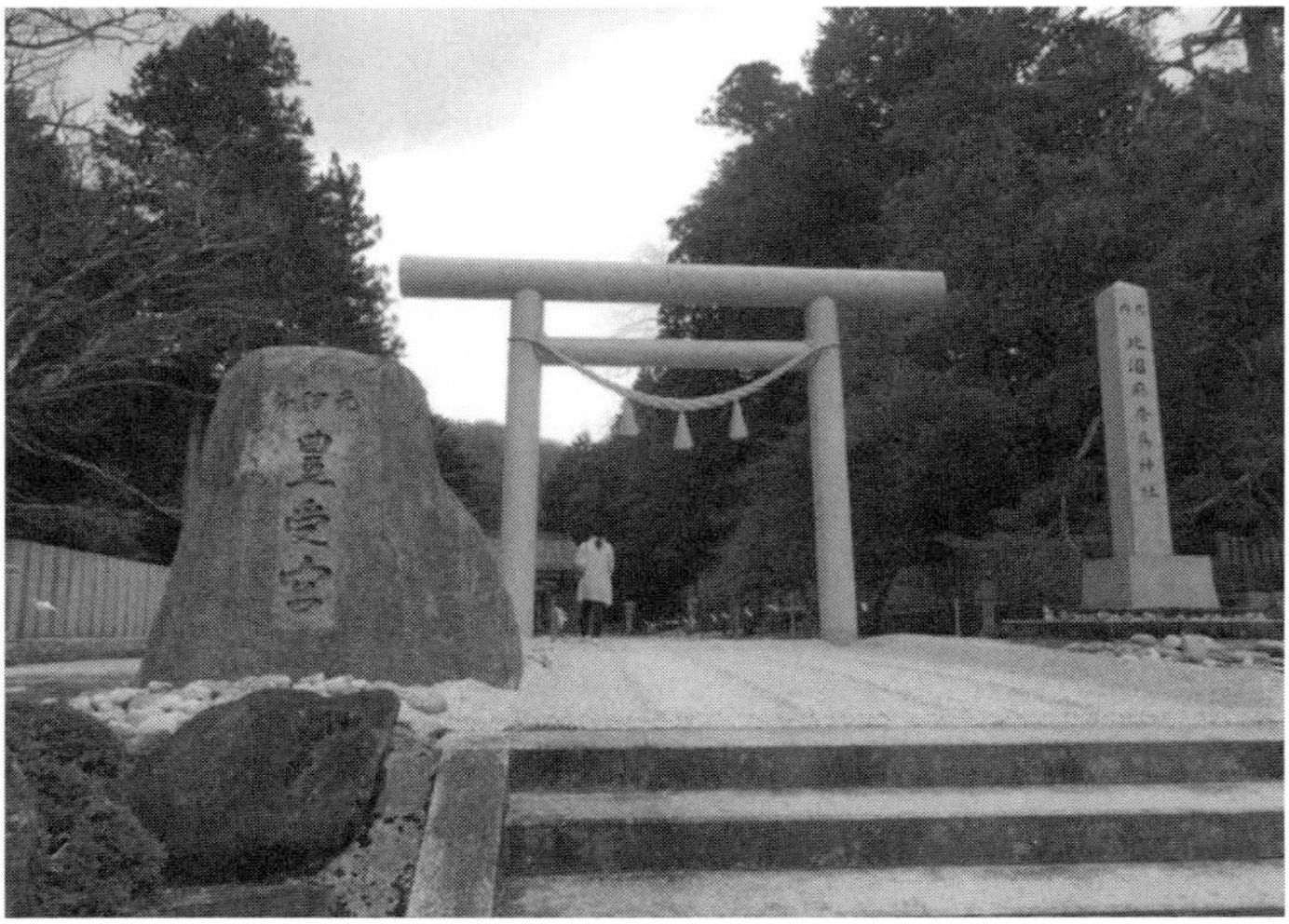

■信仰心の心とは？

信仰心というのは信じて仰ぐ心だと説明しました。では「心」って何でしょう。心は「思い」ですね。あなたの思いです。何を思っているかというと意外とわからないのですよ。たとえば、愛されたい、大事にされたい、褒められたい、評価されたい、人より優れたい、などと思っていたりします。それを自覚できている人は少ないと思います。

ところが感情が生じることによって、自分の思いを明確に感じることができます。たとえば、上司に「お前コピーもできないのか、役立たず」「大学を出てもコピーもできないんじゃしょうがないな」と言われると、悲しみや恐れ怒り、そのような感情が出てきます。愛されない悲しみ、評価されない恐れ、相手を打ち負かしたい怒りなどを感じ、自分は愛されたかったんだ、評価されたかったんだ、相手より優れたかったんだというのがなんとなくわかると思います。

では、感情とは何でしょうか？

感情とは、意志の流れが障害にぶつかり、凝集して渦になったものです。

意志は「こうしたい」「こうなりたい」という思いですから、凝集した意志である感情は、強い思い・強い願いで、簡単に言うと欲です。

では、感情の大元である「意志の流れ」はどこから生じるか？　価値観を信じることから生じます。『愛されることは善』『優秀であることが善』『器量がよいのが善』などの価値観を信じることで、自分が信じた善を目指すという意志の流れが生じます。

自分がどういう価値観をもっているか、何を善として、つまり何を目的として生きているかを知りたければ感情を観察してみることです。

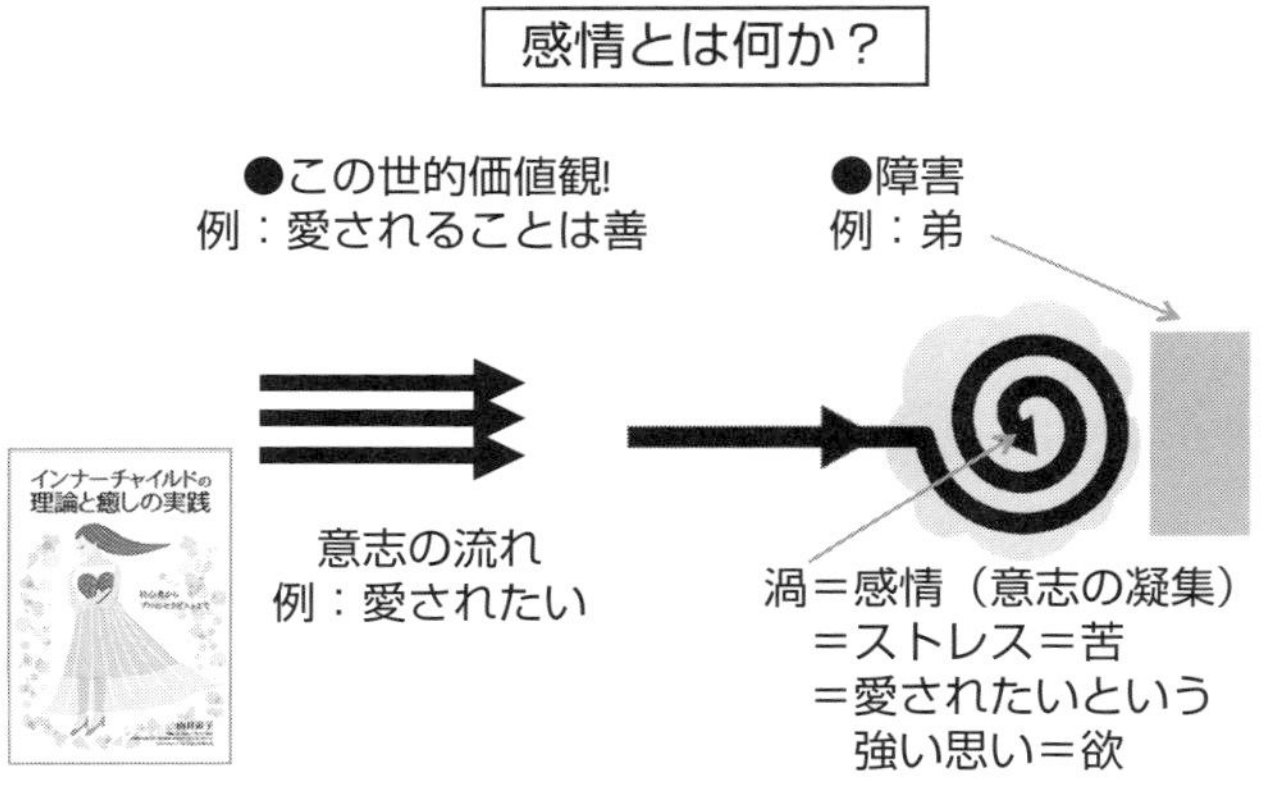

あなたが悲しみ、恐れ、怒っているときに、そこにはあなたが信じている価値観が必ずあります。

通常、自分の意志の流れを直接感じることはできません。意志の流れが凝集して感情となってはじめて、自分の思いを知ることができます。逆に、障害がなくなったとき、これまでせき止められ凝集していた意志が、一気に流れ出します。これが喜びです。

上司から駄目出しされて悲しんでいるときに、次はうまく行って、上司が、「偉いな、できるようになったんか」と褒めてくれた場合、どーっと喜びますよね。障害が外れたからです。

大きな喜びではなく、静かな喜びというか、純粋な意志、純粋な願いを感じることもあります。

①たとえば、過去に思い通りにならず苦しい経験があると、障害がない状態でも、意志の流れを感じることができます。それがありがたいという感謝の心です。

異常気象で飢饉となり、食べるものがないという経験をしたことがある人は、食事のたびに感謝が溢れ出るんですよ。

ですから、ある意味苦しみは大事ですね。感謝できる大元じゃないでしょうか。

②あるいは、過去に思い通りにならず苦しい経験があると、人が思い通りにしている状態を見て、素晴らしい！と尊敬の念がわきます。

異常気象で飢饉となり、食べるものがないという経験をしたことがある人は、異常気象に負けない自然農を実践している人や食べられる雑草、「かてもの」を発見した人に対して、立派な人だと尊敬したくなりませんか。

この感謝と尊敬こそが、意志の流れそのものの気持ちなのです。自分の意志・願いが満たされていることを感じて感謝が出てくる。自分もこのようになりたいと純粋に思っている、その意志を感じて敬意が出てくるのです。

もし自分の理想となる人を見て、こんちくしょう、と嫉妬するならば、これはインチャから

①過去に思い通りにならず苦しい経験があると、障害がない状態でも、意志の流れを感じることができます。それがありがたいという感謝の心です。

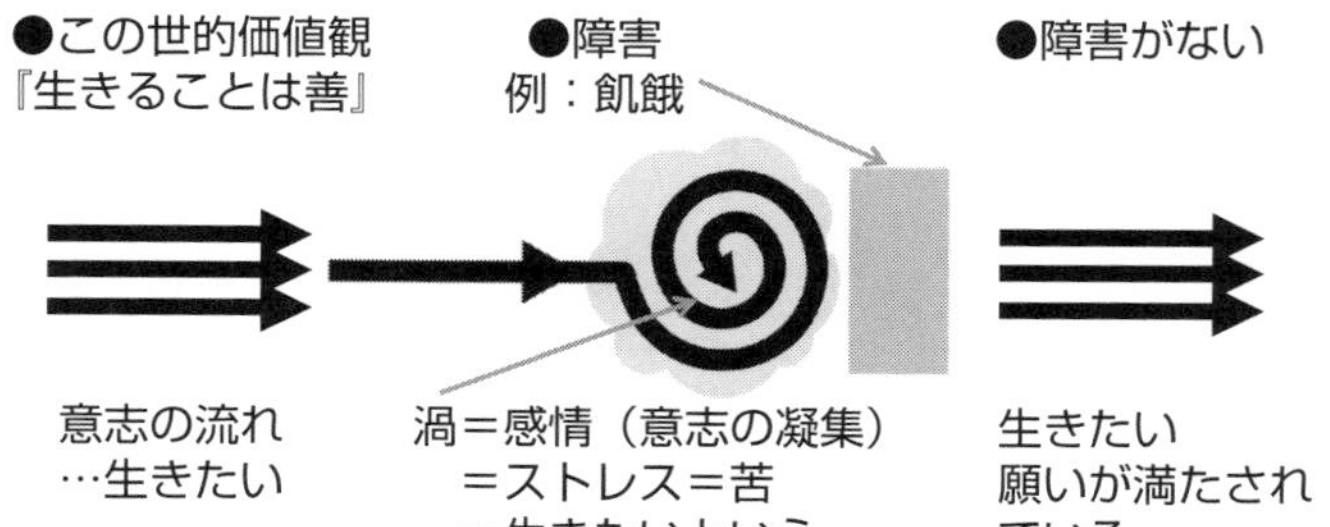

生じる感情であり欲なのです。

　まことの心、真心（まごころ）とは、感情のことではなく、純粋な意志の流れ、純粋な願いのことで、それは感謝や尊敬の気持ちとして感じることができるものなのです。この真心こそが、信仰心の心のことだと私は考えています。

「信仰心」、「信じ・仰ぐ・心」とは、「神さま・大自然」「仏さま・ご先祖さま」「世の中・人々」「動物・植物・微生物・万物」の高潔な志を信じ、高潔な志を仰ぎ、生かされていることへの感謝の気持ち、それが信仰心です。

②過去に思い通りにならず苦しい経験があると、
人が思い通りにしている状態を見て、すばらしい！

と尊敬の念がわきます。

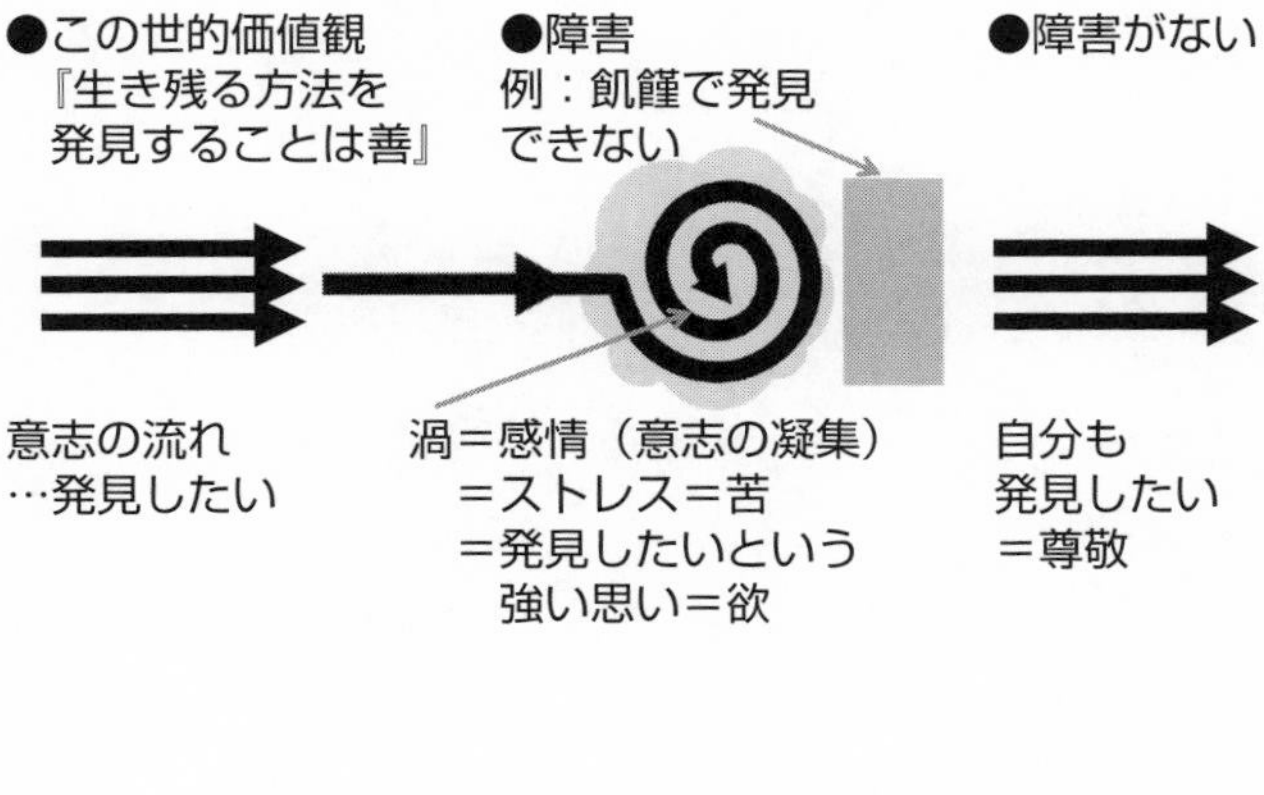

■理想的な自分になるための奥義

意志の流れは価値観から生じると言いました。価値観には、この世的価値観と霊的価値観の二種類があります。

この世的価値観とは、『いい人であることが善、いい人でないことが悪』『優秀であることが善、優秀でないことが悪』『器量のよいことが善、器量のよくないことが悪』などの善悪のある価値観です。この世的価値観から悪＝障害が生じ、否定が生じます。そして、感情が生じ、もっと愛されたいとか、もっと優秀になりたいとか、もっと器量がよくなりたいとか欲が生じ、苦しみが生じます。

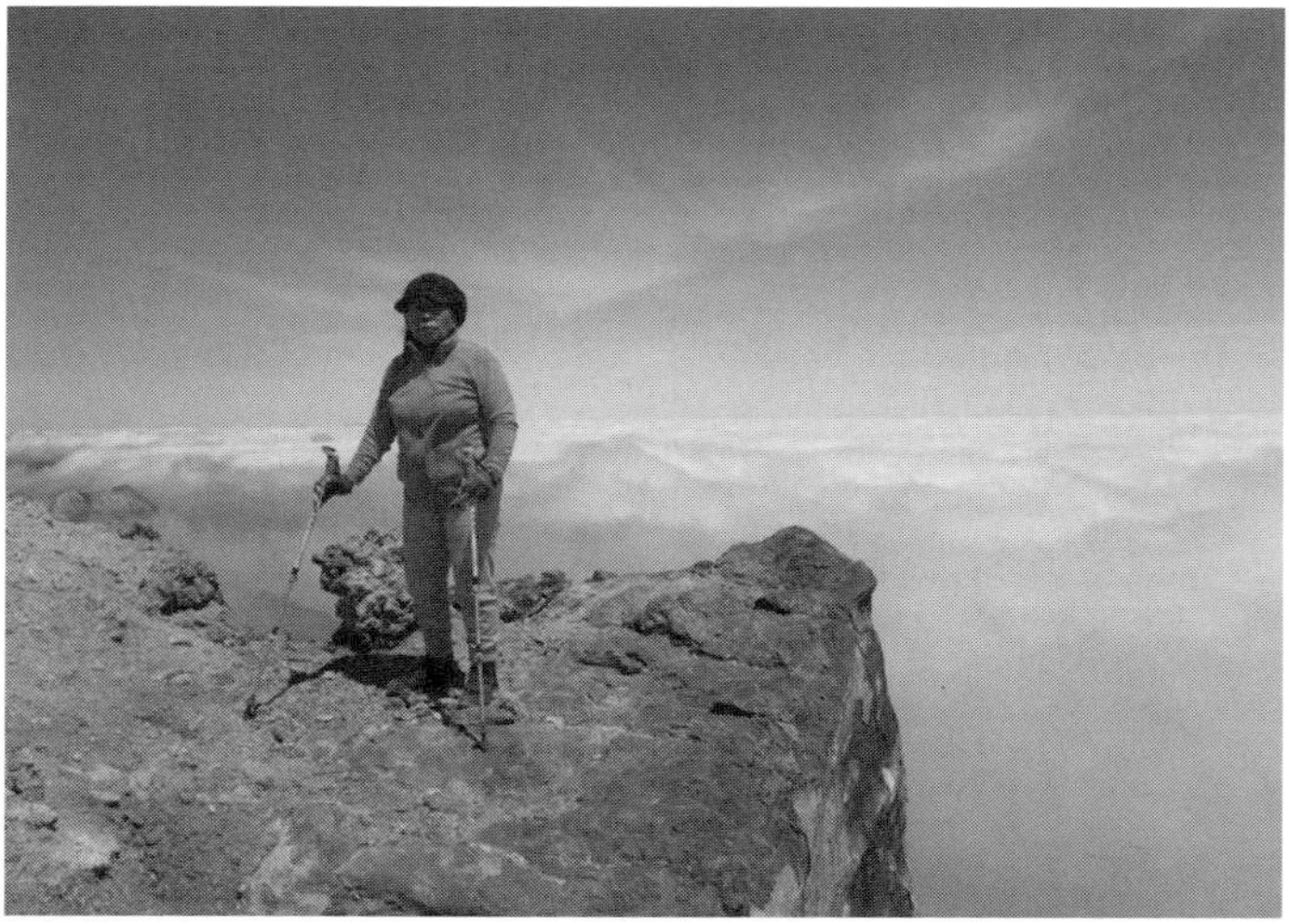

一方、霊的価値観は善だけの価値観、否定のない価値観です。そして、真心が生じ、感謝と尊敬、喜びが生じます。すなわち、信仰心は霊的価値観から生じ、苦しみの心はこの世的価値観から生じます。

この世的価値観を霊的価値観にしていく方法があります。

障害があるたびそれを許して行くと、やがてこの世的価値観が霊的価値観に移行します。またコピーを失敗した。いい、いい。また失敗した。いい、いい。許していくんです。優秀でない自分は駄目、駄目だから頑張るでは、駄目だから（ブレーキ）頑張る（アクセル）というブレーキとアクセルを同時に踏むことであり、いつかエンジンがオーバーヒートしてしまいます。

駄目な自分を突き付けられるたび、そんな自分を認め、受け入れ、許していくことで、優秀であることが善、だけど優秀でなくてもいい。という霊的価値観に移行していきます。ここには否定がありません。

霊的価値観になった場合、意志の流れをせき止めないので、どんどん願いが叶うようになります。ブレーキを踏まないでアクセルだけ踏んでいる状態になるので、どんどん優秀になっていくのです。それはどんどん自分の意志を、「感謝」として感じられるようになることの反映でもあります。

今よりよりよくなろうとする思いがどんどん大きくなって、無理せず頑張れるから、今より、よりよくなっていくのです。駄目だから頑張るという欲からの行為ではなく、よりよくなりたいから頑張るという純粋な願いからの行為は、エンジンに負荷がかからず、オーバーヒートすることもないのです。

霊的価値観になったとき、感情は生じず、純粋な意志の流れ、純粋な願いだけがあり、この世的価値観では障害となるものが、自分の未熟さを教えてくれるありがたいものとなり、そういうものに遭遇するたび、よりよい自分、理想の自分に近づけるということで、感謝と尊敬が生じます。

願いを叶えるための奥義

障害を受け入れて行くことで、願いが純粋になっていき、この世的価値観が霊的価値観に変化し、願いが現実化する

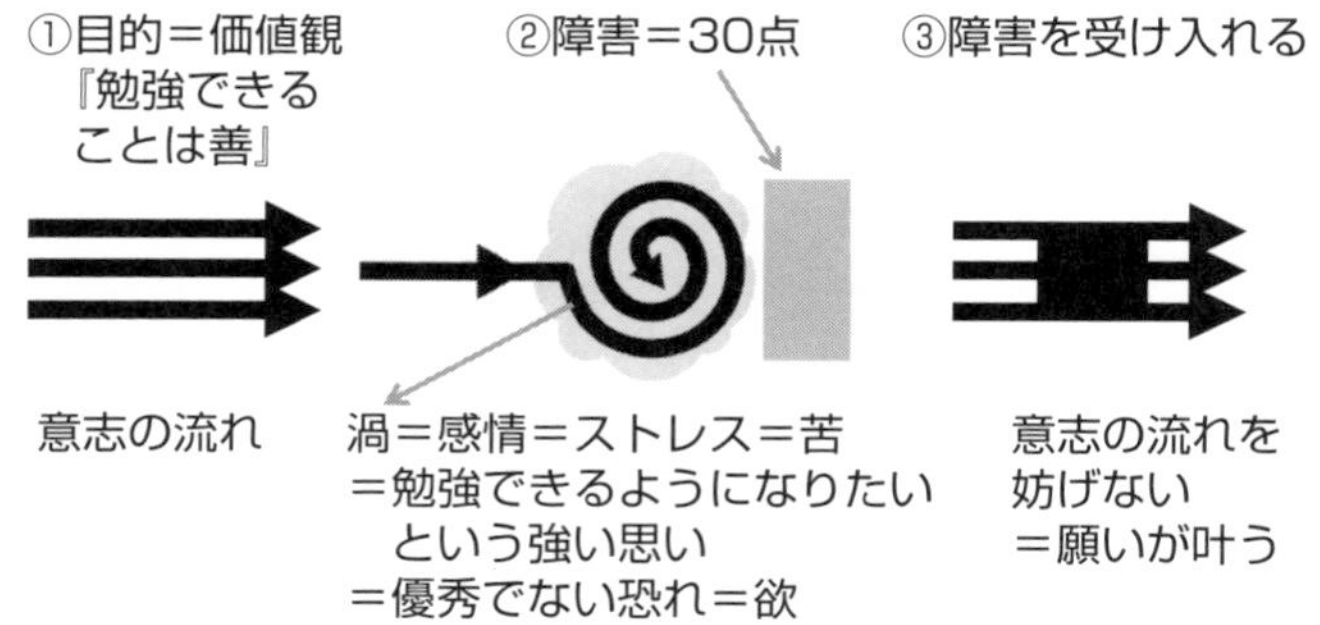

「コピーもできないのか！」と言われて「ありがたい！」となるわけです。「コピーもできるこの上司はすごい！」となるわけです。そしてコピーができるようになったとき、「教えてくれてありがたい、教えてくれてすごい」となるわけです。そしてコピーするたび、「ああ、ありがたいな」、となるわけです。もうありがたくてありがたくて、「コピーもできない、ぼんくらが！」と言ってくれた人に感謝と尊敬しかないという感じです。そうして、どんどんコピーがうまくなっていくわけです。そして10年後にはコピーの達人となっているでしょう。

障害に遭遇するたび、どんどん障害を受け入れて行く。障害を許して行く。障害を愛していくことで、どんどん霊的価値観に移行していきます。そして感謝と尊敬、すなわち信仰心が増えていくのです。

さきほどの人はどんどんコピーがうまくなっていきました。それはこの人には目標があったからです。コピーもできないのかと言ってくれた上司のようにコピーをうまくなるぞという目標があったのですね。もうこの上司を尊敬して尊敬してやまないわけです。でこの人がとった行動は、上司の動きを徹底的に真似したんですね。上司の動きをコピーしようとしたのです。そうすることで、この人はめきめきコピーが上達していったわけです。このような尊敬する存在の真似をしようとすること、これこそが信仰心からもたらされる行動なのです。

霊的価値観からは直接行動が生じます。感情を経由しません。これを無為と言います。信仰心があれば、信仰する対象に近づこうと行動し、つまり真似をしようとし、そうすることで、信仰する対象にどんどん近づいていくのです。

優れた人の能力を自分のものにしたいと思ったら、その人を信仰したらよいのです。その人を徹底的に敬い、感謝し、徹底的に真似するのです。徹底的に敬うことと徹底的に真似することは同じことなのです。これは理想的な自分になるための極意、奥義と言ってもよいです。理想的な自分になることが欲になってはこの世的価値観になってしまいます。

理想的な自分になりたい、だけどなれなくてもいい、ただ少しでも理想的な自分に近づきたい、これが信仰心です。途上の自分、理想の自分になれていない自分、等身大の自分を受け入れ、許し、そこから少しでも理想に近づくよう頑張るのです。

日本人は戦前まで、普通に神仏に感謝と尊敬を捧げることができていました。だから、それが日本人を神仏のような存在に近づけていたのです。

自分より偉大な神仏を信仰することで、自分が神仏に近づく力となるのです。

どうせ信仰するなら、コピーがちょっとうまいおじさんを信仰するより、自分より遥かに偉大で高潔な存在を信仰した方が、魂が喜ぶでしょう。

何を信仰するかというのは、実はものすごく大事だったりします。

神仏の願いを信じるのです。神仏を仰ぐのです。

神仏に少しでも近づきたいと思う心、それが信仰心です。

その信仰心が本物ならば、自分がどんどん神仏に近づいていきます。

一方、自分が神仏に近づいたならば、自分が、神さま・大自然、仏さま・ご先祖さま、世の中・人々、動物・植物・微生物、そして万物を信じ、仰ぐことで、それらを神仏に近づけるエネルギーになります。これこそが究極の利他ではないかと思います。

さきほどの刀を私は神さまにしたということ。そういうことです。

■ケース2　40代・女性

　ここに患者さんがいます。この方はアスペルガーで慢性疲労症候群。何をやってもお母さんに怒られ、お兄ちゃんはいつも素晴らしく、よくできて愛されていました。慢性疲労、低血糖。もう本当に寝てなければいけないという状況の人です。体力が無いんですね。DVDをどうぞ。

〈DVDケース1回目〉
由井：アスペルガーで一番辛いことってなに？
患者：人とコミュニケーションがとりづらい。なんか人の言っていることの意味がわからないことが多くて。
由井：やっぱり親がね、裏表が多い人で、本音じゃないんだよ。だからね、あなたもわからなくなっちゃったんだよな、その辺がな。どこを整形したの？
患者：目です。
由井：後悔しているわけでしょ。

患者：はい。
由井：なぜ後悔するの？
患者：自分の、ありのままの自分を否定してしまったから。
由井：自分がそのときね、綺麗になりたかったというのは事実だったわけだから、その行為を責めちゃうと自分を否定することになるでしょ。当時のことを考えていけばいろいろなプレッシャーがあって、拒食症にもなって大変な思いをして生きてきた。母親はあまりあなたを等身大で愛してくれないわけじゃないですか。母親から愛されないのは自分の器量が悪いからかもしれないと思って整形したわけだよね。だからそれを責めたらいけない。そこを許していかないと。なんとしても愛されたかったという自分がいたわけです。だからそれで良かったんだよ。そこで涙が出たということは長い間そこに対して罪悪感をもって自分を責め立てていたはずだ。それを慰めてあげられるのはあなただけだよ。
患者：はい。
由井：体がだるいというのが特徴的なんだよね。
患者：朝起きたときから寝るときまでずっとしんどいですね。
由井：あなたが鬱になったのは何歳のときって言ったっけ？

患者：39歳ぐらいです。
由井：そうするとお父さんが死んじゃったから、母と2人きりで生きていたわけだよね。その辺からだんだん、だんだん少し嫌になったかな。
患者：そうですね、ちょっと母との関係がしんどくなって。
由井：あなた、兄弟は？
患者：兄と姉がいます。私を産んだ理由が、兄がすごく神経質な子どもで、父親が母親にこのままだったらこいつは尻の穴の小さい男になるぞと言ったことで、母親がちょっと危機感を抱いたようなんですよ、兄に対して。それでもう1人下に作ったらいいんじゃないかと思って。
由井：兄のために作ったのであって、別にあなたのために作ったんではなかろうよ。
患者：それは感じました。
由井：お兄さんに対して、お母さんは優しかったかな？
患者：もうすごい。
由井：溺愛でしょ。
患者：溺愛です。

由井：お母さんというのは、あなたをすごく優秀にしたかったみたい。

患者：そうですね。

由井：それで優秀にした途端に、できたあなたを見ると今度は嫉妬して、憎いという感情をもってしまうようで、葛藤していたんですよ。だから、こうしたら怒られるとか、こうしたら褒められるとか一貫性がないから、あなたはわからなくなってしまったんだ。お母さんの気分次第だということ。それでもなんとかしようと思って、今まで一生懸命頑張ってきたんだよ。その結果心が壊れちゃったんだ。心が乱れるごとに書き出し、戻れるだけ古い記憶で母親にけちょんぱんにやられた出来事をイメージして、子どものあなた、あるいは大人のあなたが母親に、そんな言い方はないよねとか、大人のあなたが傷ついた子どものあなたに、私は理解しているよとか、愛しているからねとか言ってあげてください。

〈DVDケース終了〉

霊性の逆転親子というのがありまして、生まれたときの霊性が親より高い人がいます。こういう場合、親は気持ち悪がって子どもを愛せないんですね。親から愛されなかった子どもは愛が枯渇しているインチャがどっかりあるので、その後の人生でもうぼろぼろになります。欠乏感を満たそうともがいてもがくのですが、決して満たされることがないからですね。苦しい人生になりますよ。

逆転親子となる親の元に生まれてくるということは、修行するつもりで生まれてきているということです。愛される価値のない自分や愛される価値のない人でも愛していくことが求められているから、厳しい人生にならざるを得ないのです。

◎ DVD１回目の処方 ◎

随時：サポートφ神経＋Blessing（祝詞心経）

朝　：Sul-ac.（硫酸）　怪我事故

昼　：Tub.（結核傾向）　負けたくない平和主義

夜　：Arn.（ウサギギク）　打撲

この人は、逆転親子の問題だけでなく、アスペルガーの問題もありましたので、サポート神経を指示しました。それに祝詞・心経のレメディーをプラスして指示しました。もちろんこの人にも祝詞、般若心経をやってもらいます。

朝にSul-ac.（ソルアック／硫酸）のレメディーを指示しました。ボーッとなってしまうのでしょう。頭を打ったりとか、事故や怪我が多いです。このような人に合います。

昼にTub.（チューバキュライナム／結核菌）のレメディーを指示しました。人生を諦めかけているのですが、まだ諦めてはいけないと思っていて、負けたくない、だけども平和主義でいたいという傾向が、結核マヤズムの人にはあります。体が弱い人です。

夜にArn.（アーニカ／ウサギギク）のレメディーを指示しました。打撲ですね。この人は頭とかいろんなところをぶつけているので、まずそこをよくしなくてはいけないと思ってアーニカを指示しました。そしてどうなったでしょうか。

〈DVDケース2回目〉

由井：すごく若くなったね。それいい。よく似合っている。すごい若い、いいね。

患者：ありがとうございます。日ごとに良くなって行く感じです。今はすごく精神的にいい状態です。化粧とかはしちゃいけないとかおしゃれとかしちゃいけないみたいに思っていたのですけれど、そういうことを自分に許してあげられるようになりました。

由井：あっ、それで雰囲気が変わったんだ。

患者：鬱病になった直接の原因というのが職場の女性の上司にものすごく嫌われて、そのことがすごいショックだったので、それが直接の原因で鬱になったのかなと今は思っています。

由井：上司があなたにきつく当たってあなたがすごくそれに反応したということは、すでに女性の上司のような厳しい人があなたにいたということなんだよ。実はね。結果的に上司があなたに教えてくれたことというのは、あなたにはお母さんを怖がっていて、お母さんのご機嫌をとって、お母さんに嫌われたらどうしようかと不安になっている、そういうインチャがありますよ、ということなんだよ。お母さんに愛されたい一心で頑張ってきた部分があなたにいっぱいあるんだね。とどのつまりは慢性疲労になってしまったということなんだよね。

患者：母親の気持ちに沿おうとしていつも自分に嘘をついてきたと思います。

由井：頑張らなければいけないとか、優秀じゃないと駄目だとかね、こういう価値観をお母さんからずっと植え付けられてきたので、やっぱりあなたも自分ができないことを認めることができなかったから慢性疲労になっちゃったのだけれども。お母さんに大事にしてもらおうとか、褒めてもらおう、評価してもらおうと期待するのはもうやめて、自分で自分を大事にするように。なぜならお母さんはあなたより霊性が低いので、魂的に言えばお母さんの親はあなたになっちゃうんだよね。

患者：人になんかこう、なんだろう、嫌な感じを与えているんじゃないかって。

由井：気にするんだね。怒りというのは、否定されたときに対抗意識で抵抗しようとするんだけれど、もうそれもしないで、言いたいんだけど何も言えない、反発する気力もないという、失意、失望の元にいるということ。それが落胆、失望、無気力、絶望というところになっちゃうんだよ、それが鬱だ。

患者：自分でスケジュールを立ててその通りやらないといけないと思っていたのですけれど、今は体を治すのが先決だから、しんどいときは体を労って休めてあげようと思えるようになりました。

由井：素晴らしい。それって自分に優しくし、自分を愛するということだよね。

患者：はい。足の痺れも、以前は足の痺れが嫌だと思っていたのですけれど、この足が痺れることによって、私の鬱を治してくれて肩代わりしてくれていたのかなと思って、すごくありがたい気分になりました。
由井：痺れがあることによって意識がそこに行っちゃうのでね。だから守ってくれていたという考えはとても素晴らしい、その通りだと思います。痺れもありがたいものだったからあってもいいと思えるようになって、これも許しだよね。そうやって痺れに対しても受け入れることによって、免疫力がすごく上がっていきます。感謝あるところに免疫力が上がるから。

〈ＤＶＤケース終了〉

２回目の処方です。
随時にサポート腎臓にアドレナリンのレメディー（Adren.）をプラスして指示しました。いろんなことをやるのに非常に力を入れてしまうということは、アドレナリンが出ているということです。自信がないからです。
朝にNat-m.（ネイチュミュア／岩塩）のレメディーを指示しました。自分がいることで人に迷惑をかけてしまう、自分の存在自体が迷惑と思っているレメディーです。妄想ですけどね。

昼にCarc.（カーシノシン／癌細胞）のレメディーを指示しました。諦め、慢性疲労に合うレメディーです。

夜にIgn.（イグネシア／イグネチア豆）のレメディーを指示しました。悲しみに合うレメディーです。親から愛されなかった悲しみが癒えるようにです。

このようなレメディーを指示しました。

これをとりましたら、足の痺れが改善し、慢性疲労が改善し、恐怖感も大きく改善しました。背中の痛み、寒気も改善しまして、低血糖も改善しました。

では3回目見ましょう。どうぞ。

◎ DVD2回目の処方 ◎

随時	サポートφ腎臓＋Adren.	
朝	Nat-m.（岩塩）	自分の存在が人に迷惑をかけると思う
昼	Carc.（癌傾向）	あきらめ　慢性疲労
夜	Ign.（イグネシア豆）	親から愛されなかった悲しみ

〈DVDケース3回目〉

患者：気持ちがすごくよくなってきて、ここ数か月でいい出会いがたくさんありました。

由井：低血糖も恐怖感も慢性疲労も寒気や背中の痛みとか、前あったものが少しずつだいぶ良くなっているんだよね。

患者：はい、よくなってきています。

由井：人に見られるのは大丈夫なの？

患者：苦痛でした。目を見られるのが。目を見て話さないと失礼になるので目を見て話してはいたのですけれども、すごい苦しかったです。今は気にならないです。以前は本当に自分のことばかりだったのですけれど、人の役に立ちたいとか人に何かしてあげたいって常に思えるようになったのが自分でもびっくりです。

由井：あなたに一番最初に会ったときと、ころっと変わって美しくなられたよね。取り囲む気みたいなものがあるんだけれど、それが生き生きとしていると思うのね。化粧をしてあげたいとか、もっとその人らしく美人にしてあげたいとか、この人いいところあるのにまだ出ていない、引き出してあげたいなと思うようになったんだね。

患者：はい。

由井：そうか、素晴らしい心根だと思うよ。化粧するってことは自分を愛でる、愛するってことじゃない。やってみてあなたは自分が幸せになったかね？

患者：はい、なったと思います。はじめてもしかして天職かもしれないと思うようなことに出会えて、すごく嬉しい喜びでいっぱいです。落ち込むこともあるのですけれど、嫌なことの中には必ず学ぶことがあると思います。

由井：そこを思えるようになったあなたは素晴らしいな。だから魂が成長したんだよ。心経は毎日やっているよね。

患者：はい。

由井：いろんな人と接するとやっぱりどうしてもいろんなものをもらっちゃうからさ。それを流すためにもこの般若心経を毎日癖としてやっていきましょう。

患者：はい。

由井：本当に自分を生きるということがどういうことか知りつつあって、素晴らしいなと思います。

患者：ありがとうございました。

〈DVDケース終了〉

嫌なことのなかには必ず学ぶことがあるとおっしゃいましたね。素晴らしいです。自分のことばかりだったけれども人にもしてあげたいと、美容コンサルタントになったのですね。もっともっと日本人のよさを引き出して、もっともっと美しくなれるはずだって彼女はおっしゃっていたけれど、素晴らしいなと思います。


3回目の処方です。

随時にサポート血のレメディーを指示しました。彼女の血液のサポートをします。

朝にCarb-v.（カーボベジ／木炭）のレメディー。これは酸素不足で体が弱い人に合います。

◎　DVD３回目の処方　◎

随時：	サポートφ血	
朝　：	Carb-v.（木炭）	酸素不足
昼　：	Carc.（癌傾向）	あきらめ　慢性疲労
夜　：	Lyc.（ヒカゲノカズラ）	小さく縮こまった自分を大きくする

昼にCarc.（カーシノシン／癌細胞）のレメディー。引き続きよく効きましたのでもう一回指示しました。

夜にLyc.（ライコポディウム／コケスギ）のレメディーを指示しました。小さく縮こまった自分、このインチャの自分をコケスギではなく、大きな15mぐらいのスギにしていくためのレメディーです。

私たちが毎年京都で開催している農業シンポジウムのイベントで、彼女が体験発表をしてくれましてね。本当に素晴らしい発表でした。

では見ましょう。

〈DVD京都シンポジウム体験談発表〉

私がホメオパシーを知ったのは4年前でした。私はその頃、鬱病でした。

女性の上司に嫌われるようになり、仕事を教えてもらえなくなりました。精神的不安定、不眠などが続きついには働くことができなくなりました。病院に行くと鬱病と診断されました。食欲はなくどんどん痩せていきました。歩けなくなりトイレは這って行っていました。毎日死ぬことばかり考えていました。

何年も言われた通り薬を飲みましたがいっこうに良くなりません。薬を減らしたいと自己流で減薬をはじめました。薬を止めた頃から足が猛烈に痺れだしたのです。痺れは24時間続きました。夜は眠れません。昼間もじっとしていると頭がおかしくなりそうになるので針治療や整体など痺れに効きそうな治療は色々試しましたがどれも効果は今一つでした。

そんなときあるブログでホメオパシーという治療法があることを知ったんです。1年ぐらい経って寅子先生に相談会をしていただくことになりました。寅子先生は意外なことをおっしゃいました。「あなたはお母さんよりも霊性が高く、そのためにお母さんの期待に応えようとして本来の魂の目的を忘れてしまった。それで病気になってしまったんだよ」と。

私にとって母は絶対的な存在でした。仕事ができて、周りからも尊敬されてすごい人間だということをずっと聞かされてそう信じてきたからです。何かで私が母より上などということはあり得ないことでした。

寅子先生は病気を治すには霊性をもっと高くする必要があるとおっしゃいました。その日から言われた通り祝詞と般若心経を唱え始めました。唱え始めて3日目ぐらいに自分の声を聞くのが辛くなりました。声が出なくなり唱えられなくなりました。親の前では自分は余計なことは何もしゃべってはいけない、と小さい頃からずっと思っていたことを思い出して辛くなり泣きました。体力がないので言われた回数唱えるとへとへとになってしまいます。

そんな日々を過ごすうちに私はずっと自分に意地悪だったことに気が付きました。母の目で自分を見てあら探しをして否定ばかりしてきたのです。はじめて自分を可哀想だと思いいっぱい泣きました。これからはもっと自分に優しくしてあげようと思いました。

寅子先生の2回目の相談会の後です。自分の中が愛でいっぱいになって、それが溢れていることに気が付きました。自分の中が満たされている。今までに無いとても不思議な感覚でした。

とても良いお天気の日で外にでると燕が巣を作って雛にえさを運んでいました。雀も嬉しそうにさえずって何かをついばんでいます。猫が悠々と道路を渡っていきました。そのとき突然わかったんです。鳥や猫や自然は神さまだということに。急に目が見えるようになった感覚でした。こんな身近に神さまがたくさんいるなんて今まで気づきませんでした。きっと心の目が見えなくなっていたんだと思います。

身近にいる神さまたちに尽くすこと。そして人を愛すること、魂を日々磨くこと、自分と周りの人たちの魂が美しいことが、私にとって一番の幸せなんだと気づきました。そのために周りの人たちに愛を捧げたいと心から思いました。今まで忘れていた自分の魂の目的を思い出したのです。そして否定せずにそれらを受け入れるようになりました。ずっとしたかった色彩やファッションの勉強を始めました。丸で生まれ変わったかのような新鮮な毎日になりました。

今、私には夢があります。日本の女性のために「自分を好きになるサロン」を作ることです。みんな素晴らしいものをもっているのに欠点ばかり気にしています。自分

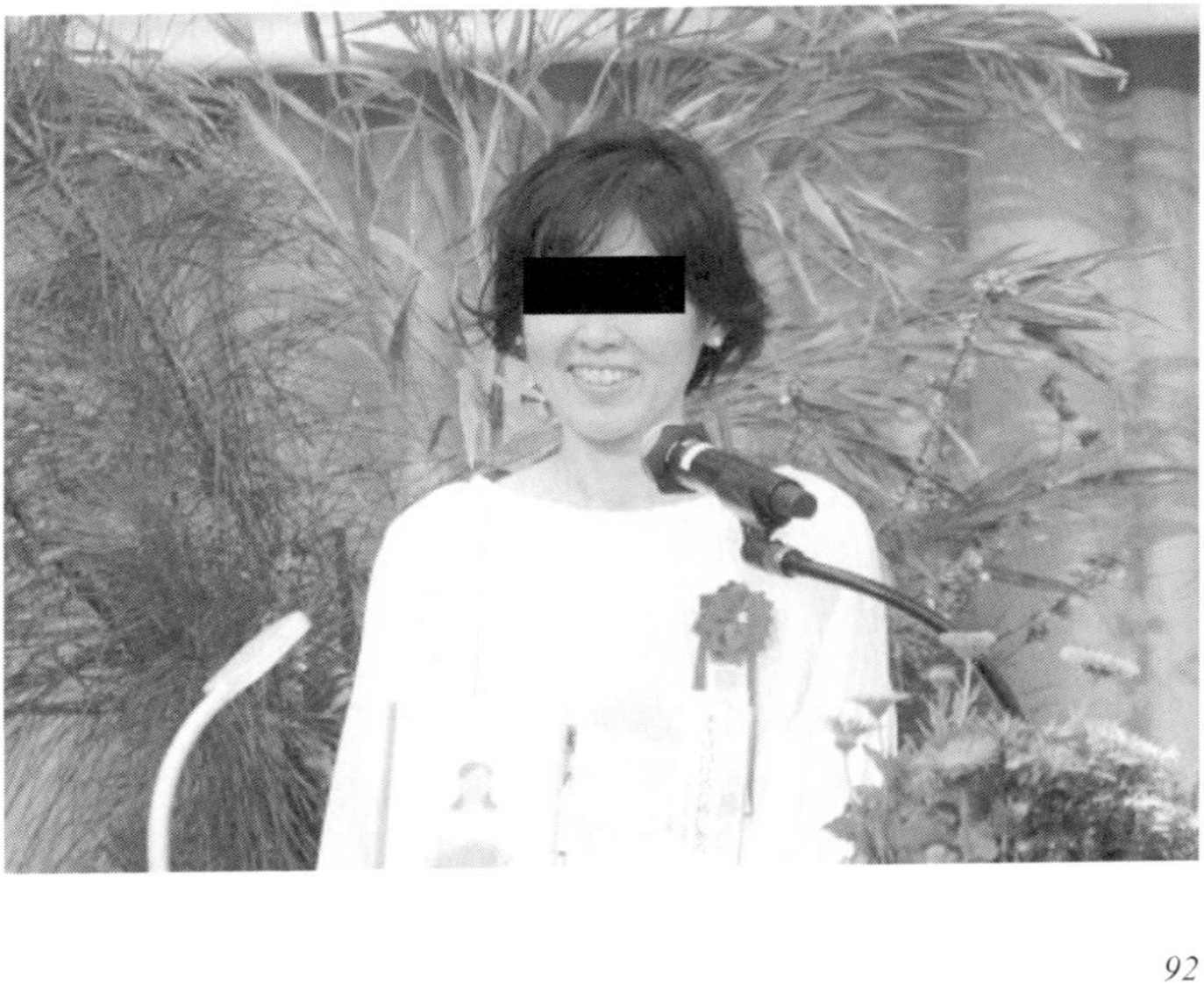

を嫌いなままでは綺麗になれません。たくさんの女性に自分を好きになってもらいたい。心のあり方が変わったので自分に優しくすることができ、体の症状にきちんと向き合うことができました。40年以上も自分の人生を生きてくることができなかった私に、生きる気力と希望を与えてくれた寅子先生に心から感謝しています。ありがとうございます。

〈DVDケース終了〉

素晴らしいですね。鳥や猫や自然は神さまだと気づいたのですね。

ではちょっとここで休憩を入れましょうかね。

（休憩後）

やっぱり自己治癒力を触発して自らが健康になるホメオパシーというのも大事ですけれど、霊性を上げて魂の救済というのはすごく大事なんですね。心の傷であるインチャの癒しもしながらですね。ここができてないと再発してしまいます。こうやって私が祝詞、般若心経をやってほしいと言うのは、それが魂の救済の一つの方法だからなんです。最初は歌を歌うぐらいの気持ちでやってみたらいいと思います。最初はそれでもかまいません。

■伊豆参拝行その1　土肥《とい》神社・伊那下《いなしも》神社

今年（２０１９年）の５月21日、私の誕生日でしたからね、誕生日に会社もちょうど休みでしたので伊豆半島で過ごすことにしました。前日の20日に伊豆半島の土肥温泉に泊まって21日の朝を迎えたのです。私は温泉が大好きでね。

その日は前日からの大雨で朝も本降りでした。大風のなか、眼下に港を眺めながら、露天風呂に入っていたのですが、風が強くときおり、横なぐりの雨が風呂まで降り注いでいました。そのため風呂はぬるく長い間入れました。目の前には大きな木があり、その木が風がすごいから左右にぐらんぐらん揺れていましたね。海は荒れて唸っていました。

私が生まれたとき、これから始まる由井寅子

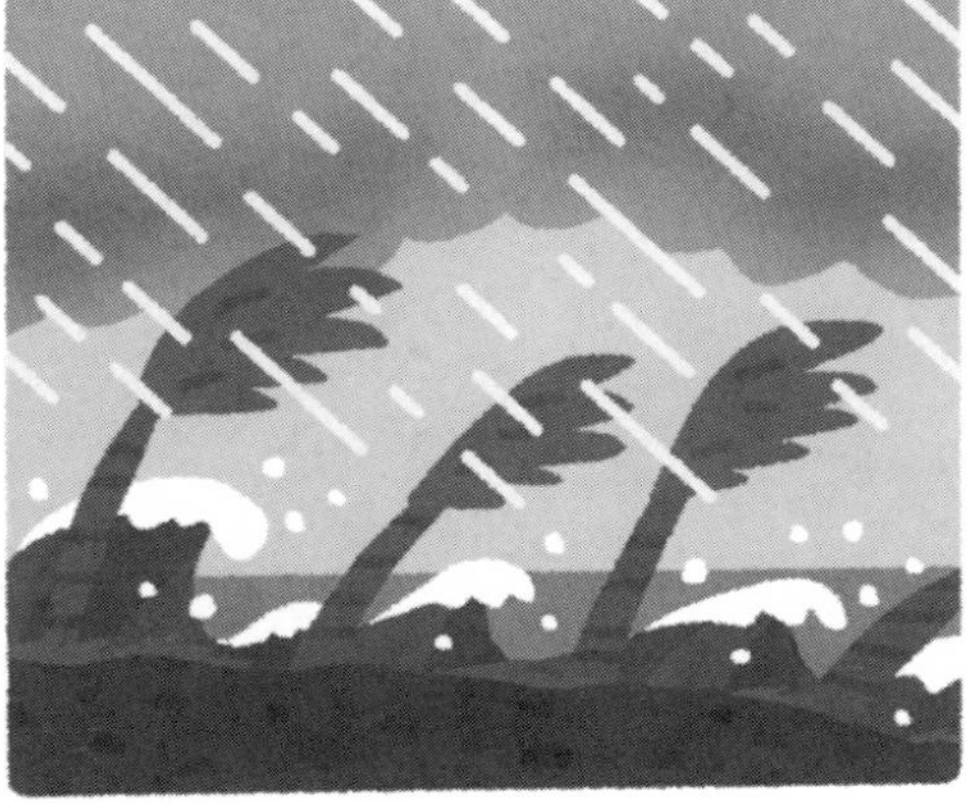

の波瀾万丈の人生を暗示するようなこの嵐の中で、私はその風の勢い、本降りの雨を、見て聞いて体験していました。嵐の全てがダイナミックで、力強く木も海も空気も雨も雲も唸り声をあげてうねっていました。躍動的なエネルギーに満ち満ちていました。「すごいな、自然は」と本当に自然の力を仰ぎ見ていました。

「生きるということはこれなんだ。自然の流れの中で人間はただなすがままに生きるのだ。何も抵抗する必要はない。自然が織り成す流れに任せていればいい」そう思いながら大樹の枝の間から見える港町と海を眺めていました。よい温泉を堪能することができました。

ホテルをチェックアウトして土肥神社に向かいました。降りしきる大雨の中、コンビニで上下のカッパを買い、それを着て参拝させていただきました。

海の女神である豊玉姫さまの神社らしく大らかで拝殿の手前にはさらに大らかな大楠の木が枝を目一杯広げて何の屈託もなくどーんと大雨の中構えていました。この大楠は、何百年ここにこうしているのだろう。そして何を見てきたのだろうか。寡黙にただあるがままにここに生きている。

木はこれだけ大きくなると、崇高な神的存在になっています。この大楠もそんな感じで拝んできました。

次に伊那下神社へ向かいましてね。雨はまだ降りしきっていて、神社の階段から滝のように水が流れ落ちていました。どしゃ降りのなか、ずぶ濡れになりながら、裸足で一生懸命側溝に詰った落ち葉を片付けている人がいました。落ち葉が詰まってそこから水が溢れ出ていたからですね。庭師だろうか、偉いな、この人は、と思いながら神社の階段を上がって行きました。もう靴はびしょびしょです。階段を上るとそこに母銀杏と父銀杏の大木がドンとあるわけです。いや、素晴らしいなと思いまして。で、神社の扉を開けると中には石の階段と狛犬があり、面白い作りでした。参拝が終わって帰ろうとしたら、側溝を掃除していた人

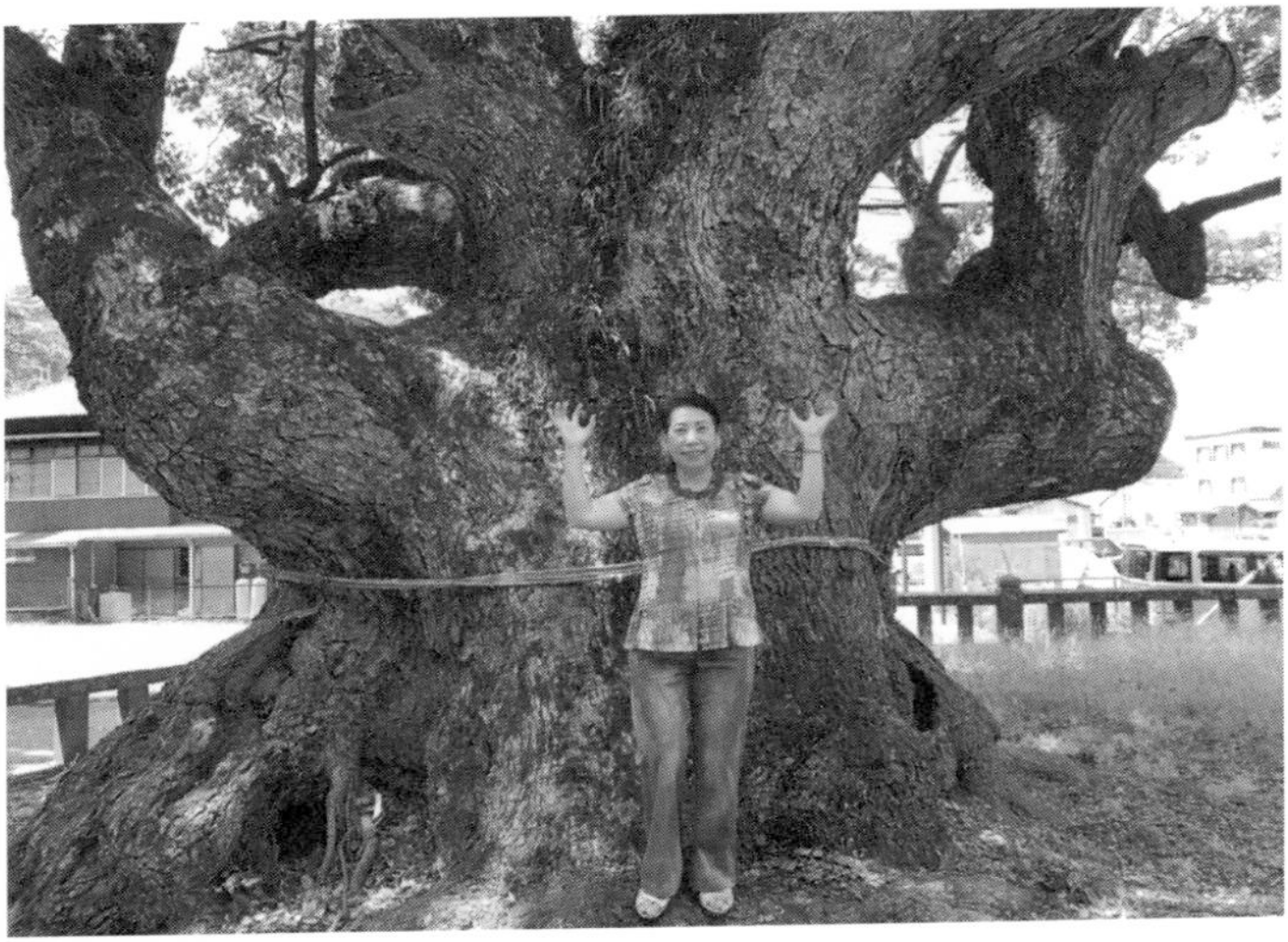

に「ちょっと上がって行け」と言われまして、「あれ、いいんですか」とお言葉に甘えて社務所に入ったら神官さんの着物に着替えているわけです。掃除をしていたのは庭師ではなく神官さんだったのですね。緑茶はあまり好きじゃないので、普段はあまり飲まないのですが、だけど、そのときばかりはなんか美味しいんですよ。

聞くところによると自分の代でこの神社を守る人もいなくなるそうです。この神官さんは恐らく独身なのでしょう。親子3代にわたって神官をしてるそうです。「皆さんが信仰心をもたないと私たちはやっていけない。この神社も村の人々の信仰心に支えられてやってきた」ということでした。

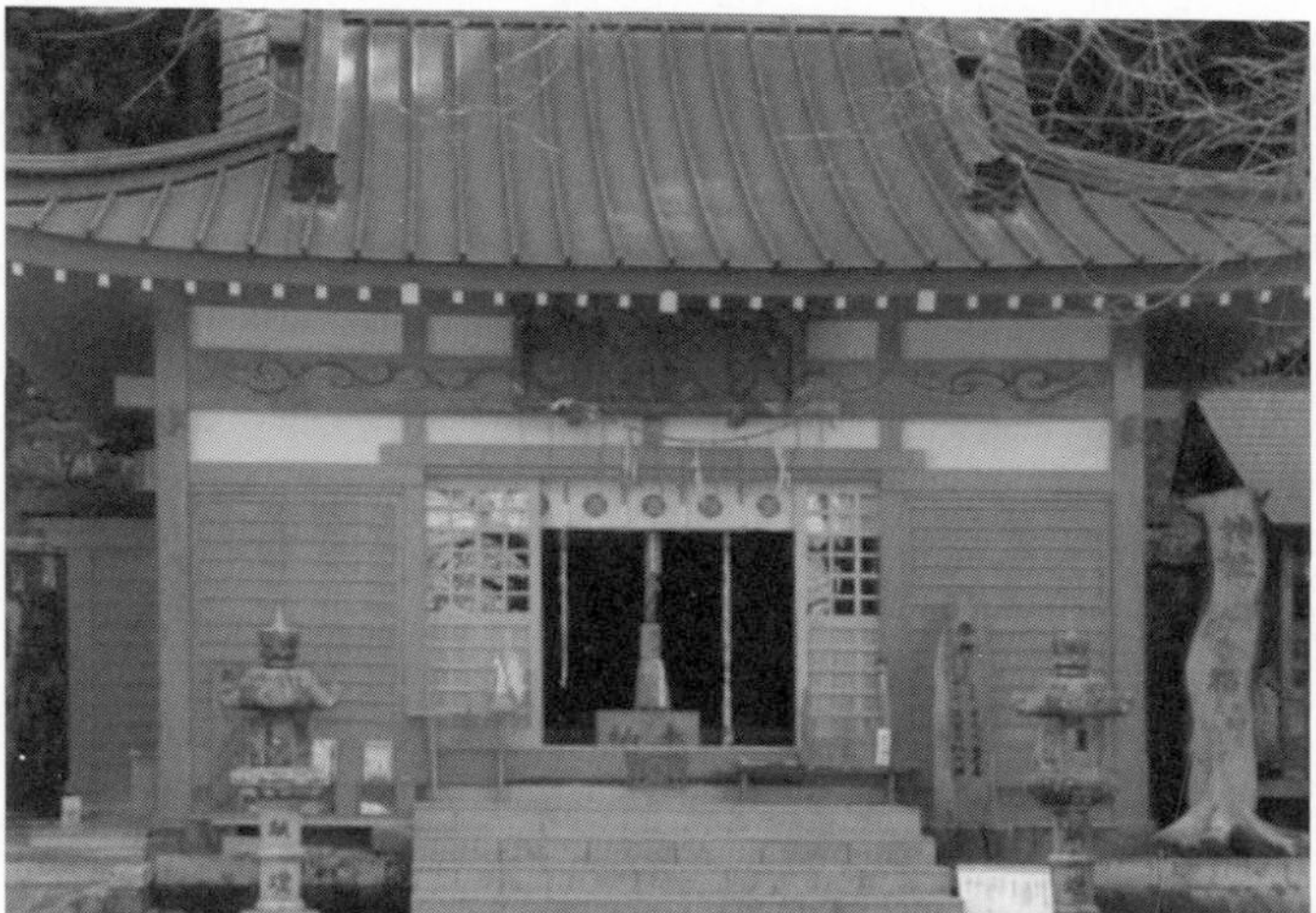

つまり、村の人々の寄付によって支えられてきたということです。

今の人々が信仰心を失い、先々神社もやっていくのが難しいとのこと。多くの神社がこのように衰退して行っているとのことでした。

だから皆さん、ご縁がありますようにと5円を賽銭箱に入れますけど、5円で神官さんは食べていけない。皆さん500円でしょ。下手したら5千円でしょ。やっぱね、神社・仏閣というのは、私たち日本人の心や魂の拠り所なわけですよ。そこに5円ということはないだろう？と思うわけです。

『信仰心を目覚めさせ幸せに生きる！〈1〉』の講演会で述べた通り、神さまというものが、人間の崇高で高潔な意識の投影として出現したものだとしたならば、その存在を維持するエネルギーというものも、人間の純粋な信仰心ではなかろうかと思うのです。

人間が純粋な信仰心を失ってしまったならば、その投影としての神もまた衰退せざるを得ないのかもしれません。

人間のもつ崇高で高潔なもの、あるいは人間を超えた崇高で高潔なもの、それゆえに人間が目指すべきものを失うということは、なんと残念で悲しいことでしょう。

神々が住まう神社が衰退していくことはなんと残念で悲しいことでしょう。

昔の日本人はね、本当に信仰心に満ち溢れていましたよ。太陽を拝み、山を拝み、清水を拝み、田畑を拝み、自然を拝み、先祖を拝んでいました。

昔ＮＨＫの「明るい農村」という番組を見ましたが、本当に全てを拝み倒していて米一粒に、炭に、昆布に神を見い出していて拝んでいました。昆布にですよ。すごいなって思いました。全てに神を見いだしていたというね、この心はどこに行ってしまったのでしょうか。

村の人々、地域の人々の信仰心が神社を経済的に支え、そして神さまを霊性的に支え、そして神さまのご加護をいただけていたと思うのです。

同じように子孫の先祖への信仰心（祖先崇拝というのですが）、それが先祖を霊性的に支えており、そしてそのお陰で、先祖からのご加護をいただけていたと思うのです。

私は毎日お父さん、お母さん、おじいちゃん、お婆ちゃん、全ての先祖の方々に10巻の般若心経をやっています。何か教えてくれたときには5巻プラスして唱えます。

息子が自転車通勤をしているけれど、事故に気をつけるようにとご先祖さまが教えてくれたときになんとありがたいことかと思いました。普段からご先祖さまが子孫を守ってくれているから、大難を小難に、小難を無難になっていることが多いのではないかと思います。息子は「眉唾だけど気をつけるよ、お母さん」と言ってくれました。

信仰心を無くしてしまうということは、人が目指すべき崇高で高潔なものを無くしてしまうということ、生きる目的を無くしてしまうということだと私は思うのです。それは人を根無し草にしてしまいます。人を不安にさせます。だから安心を得ようと地位や名誉、お金に執着し、おかしな世の中になってしまいました。

信仰心の強さだけ、人は幸せになれるのです。信仰心があることが幸せそのものであるのに、今の人はそのことがわからなくなってしまっています。本当の豊かさがわからなくなってしまっているのです。

本当の豊かさは心の豊かさ、魂の豊かさにあるのに、人々の心が貧しくなってしまった。それが、神社やお寺の衰退として、現実に見せられているのです。なんと残念で悲しいことではないでしょうか。このままでいいのか、日本人と言いたい。

たとえ神社やお寺に参拝に行っても、本当の信仰心がなく、心が貧しいので、ご神仏さまに求めるばかりの参拝、自分の欲を叶えるためだけの参拝となってしまい、そうするとどうしてもご神仏さまの霊性も下げられてしまいます。神社やお寺はやはりそこを管理する神官や僧侶がいて、祝詞やお経を捧げる必要があるのです。そうしてそこの神社、お寺の霊性を高いレベルで維持することができ、霊験あらたかな場所となり、参拝に訪れた人々に神聖な心と魂を呼び覚ましてくれるのです。

そのようなご神仏さまへの感謝、神官さんや僧侶への感謝の念がなくなってしまったことが問題です。感謝を捧げ、その現れとしてお布施をして神聖なものを皆で守っていく必要があるのに……。本当に大変な時代になってしまったなあと思うわけです。

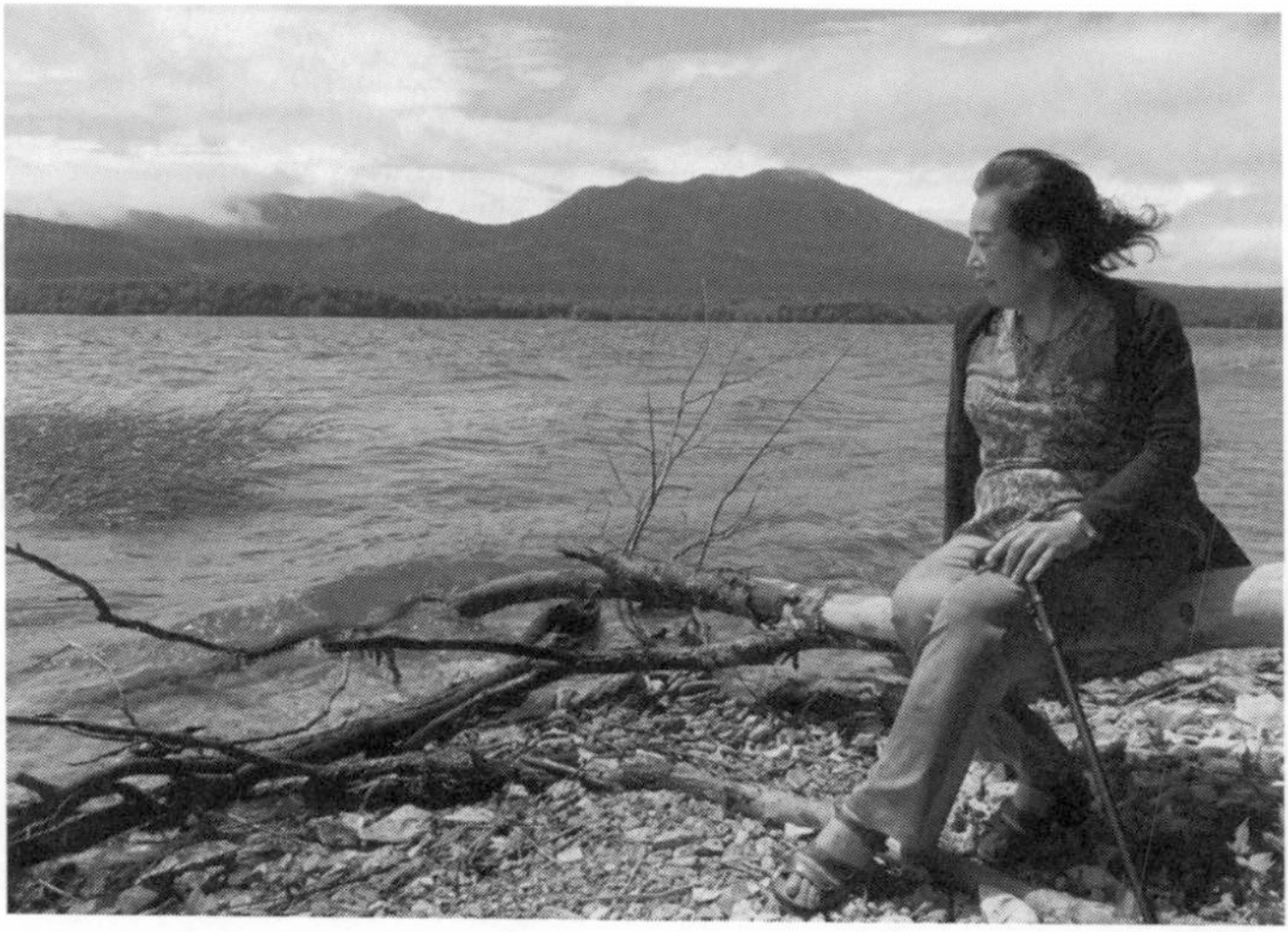

■伊豆参拝行その2　雲見浅間神社《くもみせんげんじんじゃ》

次は今回の誕生日修行のメインである雲見浅間神社に向かいました。今回の伊豆参拝行は、雲見浅間神社の石長比売《いわながひめ》さまからお呼びがかかり決まったものでした。

「雲見浅間神社の本殿で、禊祓《みそぎはらい》30巻唱えることで、今見えていない信仰心の重要性や価値がわかるだろう」とのこと。

今わかっている信仰心の重要性は、『信仰心を目覚めさせ幸せに生きる！〈1〉』で述べているので、皆さん本を読んでくださいね。簡単に言うと、神さま・大自然、仏さま・ご先祖さま、人々・世の中、万物、全てを信じ、仰ぐことが信仰心で、全てに感謝と尊敬をもっていくことで、幸せになれるということです。

これ以上の重要性や価値があるだろうかと思いますよね。ところが、皆さん、あったんですよ。

私は、信仰心の先にあるものがわかると思うとわくわくしていまして、雲見浅間神社に行くのを楽しみにしていたんですね。

その雲見浅間神社に向かって行きました。まだ雨は降り仕切っています。風も波も大荒れでした。あちこちで通行止めで、雲見浅間神社のある雲見も通行止めと書かれていました。しかし、とにかく近くまで行こう、もし駄目なら山を登ってでも行こうと思っていました。ありがたいことに道は通れました。そうして、雲見浅間神社の鎮座する烏帽子山《えぼしやま》のふもとに着きました。山とは言っても、標高１６４ｍの小さな山というか、大きな岩です。

この岩山のてっぺんにいらっしゃるそうなんですよ。それで登ろうと思ったら４５０段の階段があるとのこと。たった１６４ｍの山に４５０段の階段を作るんかいって突っ込みたくなりましたけど、要は急だということですね。

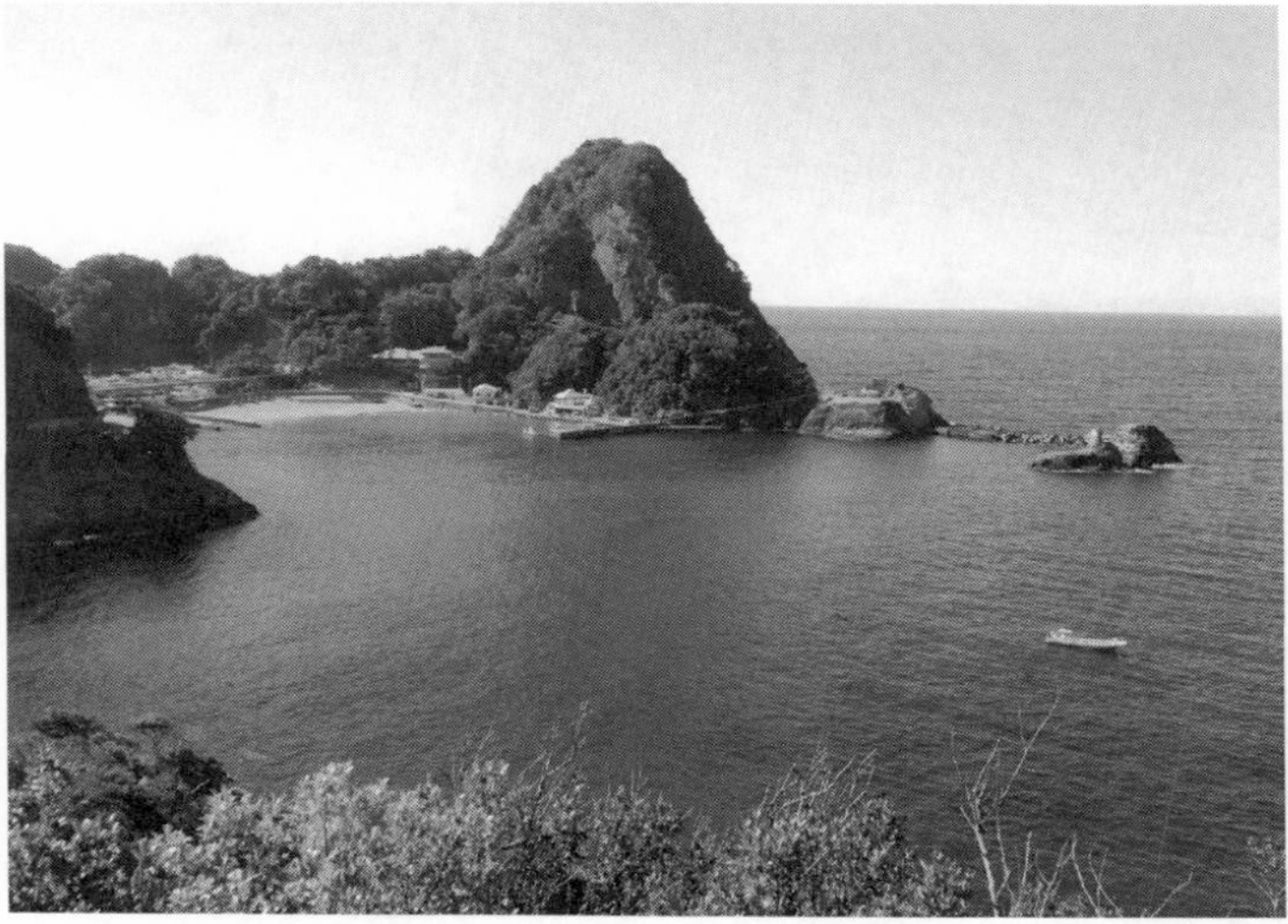

相変わらず雨が降りしきるなか、まずは１５０段の階段を上がると拝殿があり、そこで参拝しました。次は３００段の急坂の階段ですが、石の幅が狭くて、24センチの私の足が半分しか入らないのですよ。足を半分出しながら階段を登るんですよ。もう大変でした。急だし、雨に濡れてつるつる滑るし、転げ落ちたらひとたまりもないわという感じで、やっとの思いで上がり切ったときには、へえへえ、へえへえいっていました。

この写真みてください。すごいでしょ？すごい顔してるって？　すごいのは私の顔じゃなくてこの階段がすごいんですよ、皆さん。

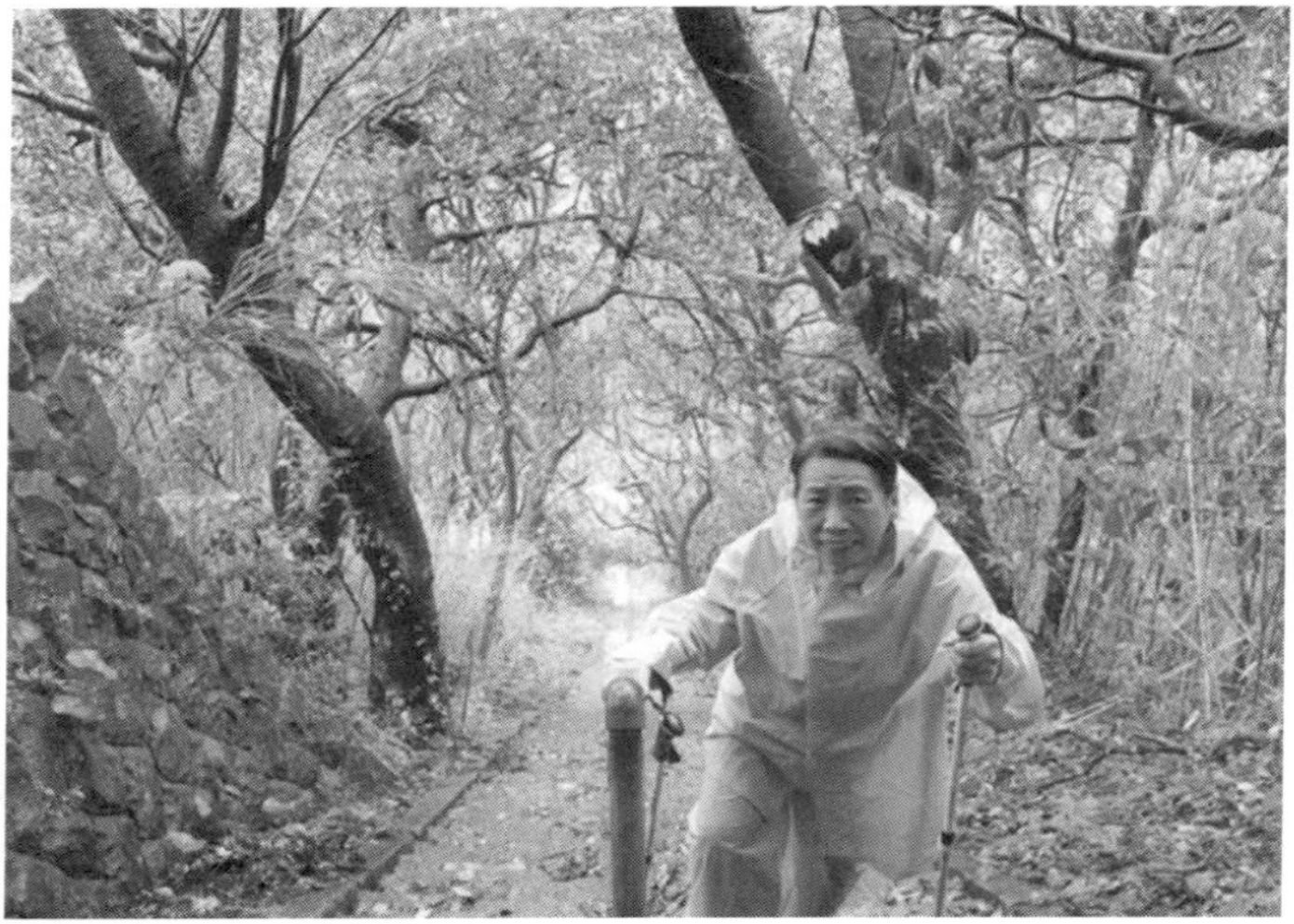

この階段を上っているときに、よくぞこの階段を作ったものだ。人間の力は計り知れない。いや信仰心の力は計り知れないなと思いました。一段一段石を切って運んで作る作業はもう行です。あと何段作ればとかそういう思いがあれば、嫌だ苦しいと思うでしょう。しかしこの石の階段は、神さま、石長比売さまに一歩ずつ近づいていくんだという信仰心がとてつもない馬力を生み、そうして作られたんだってことがわかったのです。ありがたいことに、この急坂の岩山をこのように私のような者でもなんとか登れるようにしてくれた人がいたからこそ、私はこの山を登ることができた。昔の人は信仰心が深く我が身を厭うことなく無心にやるべきことをひたすらやる心が育っていたのだろうと思いました。

さらに上に上っていってやっと本殿に着きました。岩に張り付いて本殿は建っていました。戸が閉まっていたのでそっと開くと開けることができました。やったーと思い、許可をもらい、カッパを脱いで2畳ほどの中に入らせていただきました。そして、正座して石長比売さまから言われた禊祓30巻をゆっくり丁寧に唱えました。こんな天気ですからね、当然人っ子一人いません。誰にも遠慮することなく大声で20分ほど唱えさせていただきました。とても気持ちが良かったです。

禊祓30巻唱えるなかで信仰心の重要性と価値が私の意識に流れ込んできて、最後は泣きながら唱えていました。石長比売さまと気持ちが通じたようでとても嬉しかったです。石長比売さまはとても麗らかで、とても美しい気を放っていました。

祝詞が終わってふと振り返ると知らぬ間に雨が止んでいるんですよ。目の前には、清々しい山々が同じ目線の高さで美しく連なっていて、そこに雲がたなびいているんです。そして眼下には人々が暮らしているんですよ、それも見えた。わー美しいな、もう自然が織りなす美しさは何事にも筆舌しがたいですね。

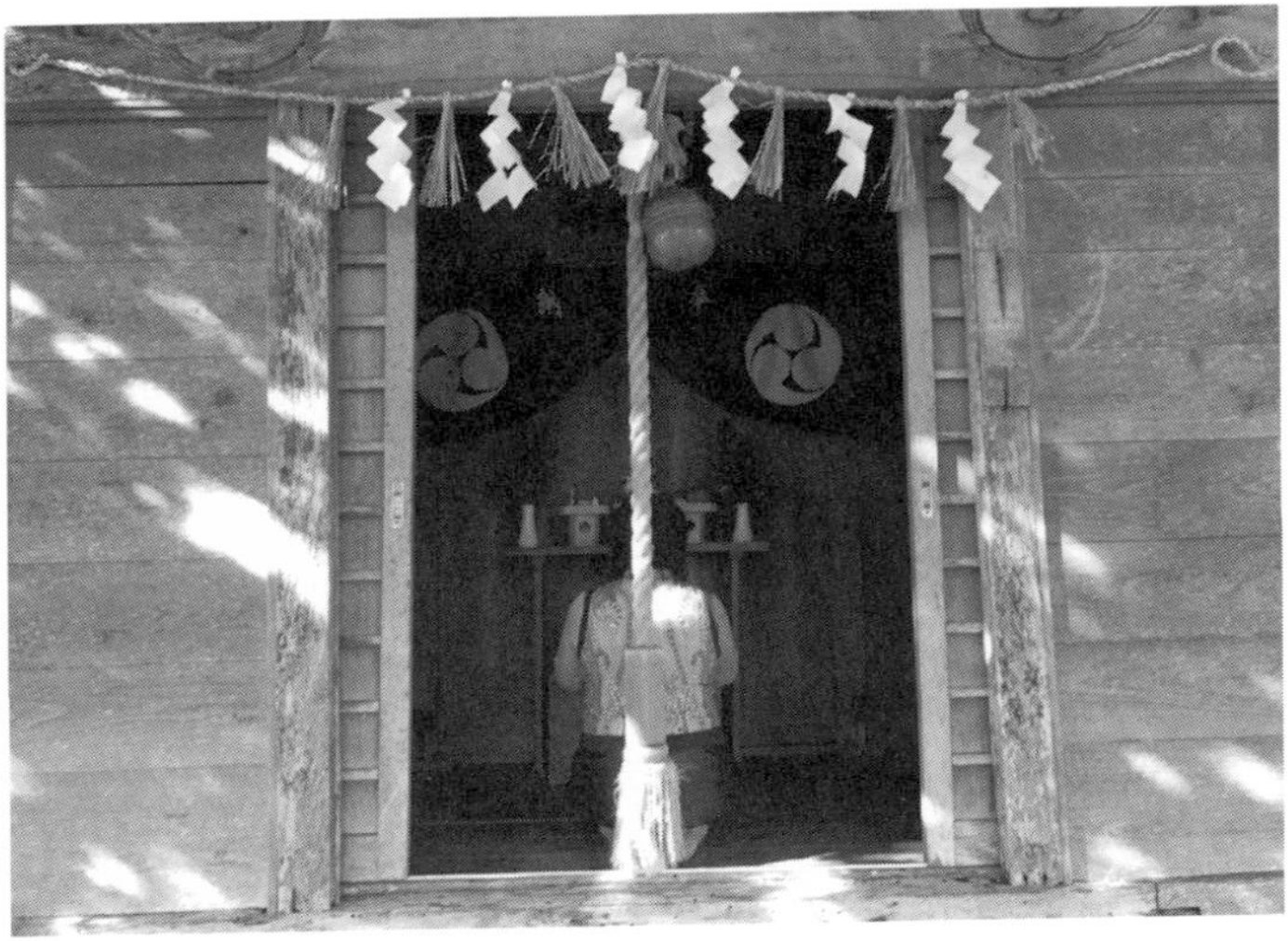

この自然のなかで移り変わる天気、気温、風、匂い、海、うねるような波、その壮大な神々がそこに宿っていて、その神々によって織りなされるそのうねり、動き、わー、すごい。ダイナミックでこの自然を仰ぎ見る心がまたいっぱいできて、これこそが信仰心じゃなかろうかと思いましてね。改めて大自然の中に信仰心を見いだしたのですね。

しばしその山々を見つめ、その周りを見渡すとまだ上に上る垂直の階段があって、そこをよじ登っていくと、本当の岩のてっぺんに到着しました。そこから眼下を覗いたら断崖絶壁でして、波が激しく打ち砕けていました。

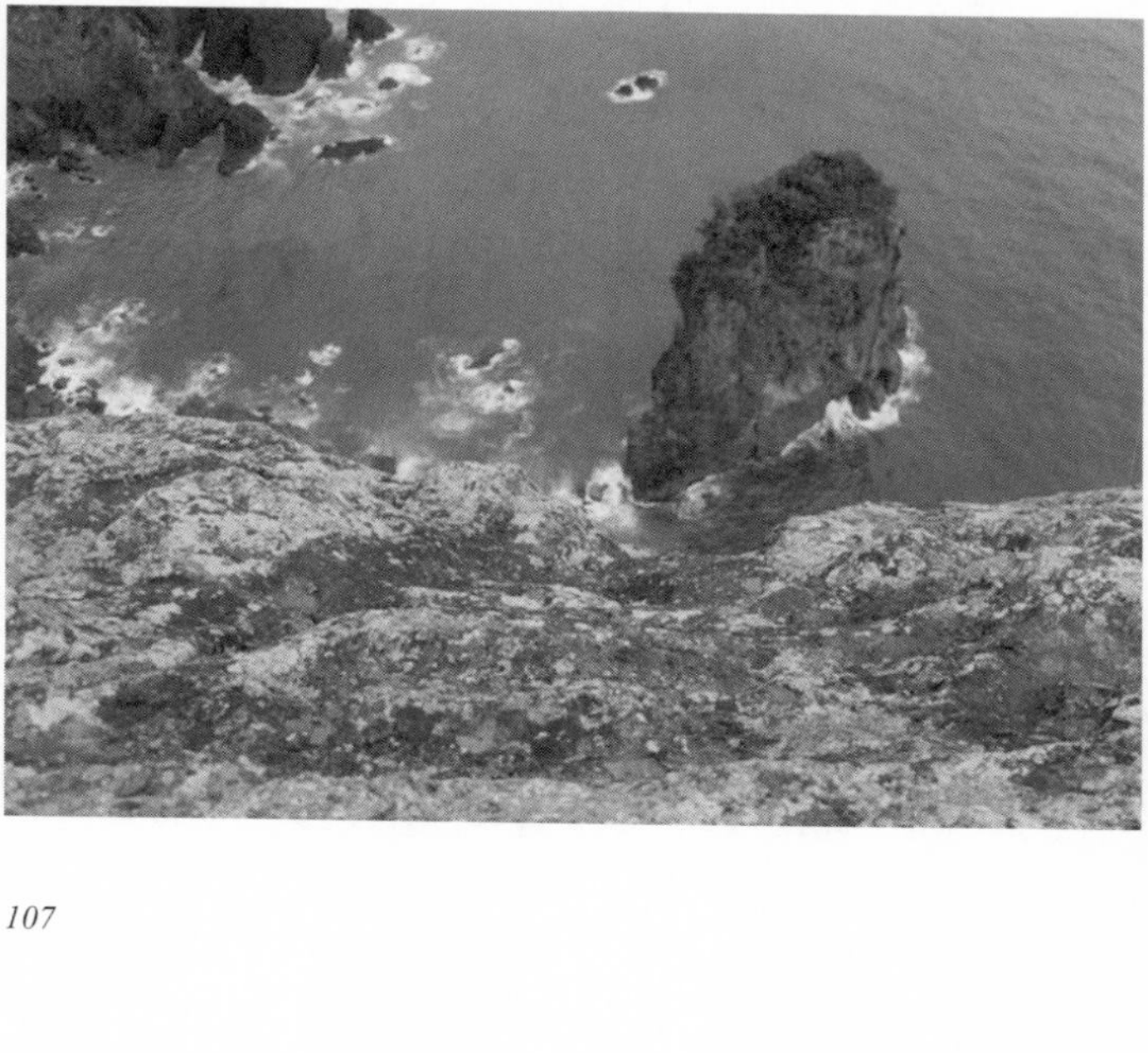

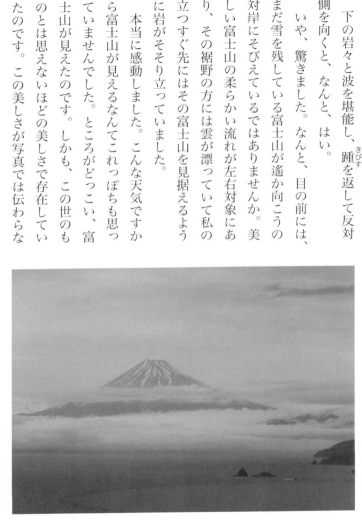

下の岩々と波を堪能し、踵《きびす》を返して反対側を向くと、なんと、はい。

いや、驚きました。なんと、目の前には、まだ雪を残している富士山が遙か向こうの対岸にそびえているではありませんか。美しい富士山の柔らかい流れが左右対象にあり、その裾野の方には雲が漂っていて私の立つすぐ先にはその富士山を見据えるように岩がそそり立っていました。

本当に感動しました。こんな天気ですから富士山が見えるなんてこれっぽちも思っていませんでした。ところがどっこい、富士山が見えたのです。しかも、この世のものとは思えないほどの美しさで存在していたのです。この美しさが写真では伝わらな

いのがもどかしい。海の向こう側に異様な存在感をもって富士山がすくっと立ち尽くしているんですよ。

こちらは164メートル。富士山の方は3776メートル。さることながら等しい高さに見えるんですよ、不思議ですけど。ゴツゴツした断崖絶壁のこの岩山となだらかな形容の富士山どちらも等しく素晴らしいのです。

岩のてっぺんで風が舞い、雲が飛ぶように移動し、眼下では波がたえず岩にあたって砕け散っています。自然のなすがままに振り回され、一瞬も留めておくことはできません。風景が目まぐるしく変化します。しかし、この岩は微動だにせず、ドンとすごい存在感でいるんですよ。この不動の岩の上に立ち、石長比売さまの懐に抱かれ、私は安心して強風に吹かれながら、変化し続ける風景を眺めていました。

石長比売は富士山の木花佐久夜毘売《このはなさくやひめ》のお姉さんです。瓊瓊杵尊《ににぎのみこと》に二人で嫁に行ったのですね。でも瓊瓊杵尊は器量の悪い石長比売を帰してしまったのです。それで父親である大山津見神《おおやまつみのかみ》は怒って、石長比売を差し上げたのは天孫が岩のように永遠のものとなるように誓約を立てたからであることを教え、このことから人間の命は限りあるものになり、寿命ができたと言われています。

どしゃ降りの雨の中、こうして雲見浅間神社の本殿まで来れたことを心から感謝し、そして雨が上がった後の美しい富士山が荒波の奥に現れたことに感謝し、石長比売さまと木花之佐久夜毘売さまに感謝し、スッキリして下山しました。魂がすごく喜んでいました。

そして帰りには、先ほどの急な石段まできたけれどなんてことないんですね。恐れもなく降りて行きました。降りているとき、太陽まで出てきて、雨で濡れたしずくをキラキラ輝かせていていました。本当に美しかったです。

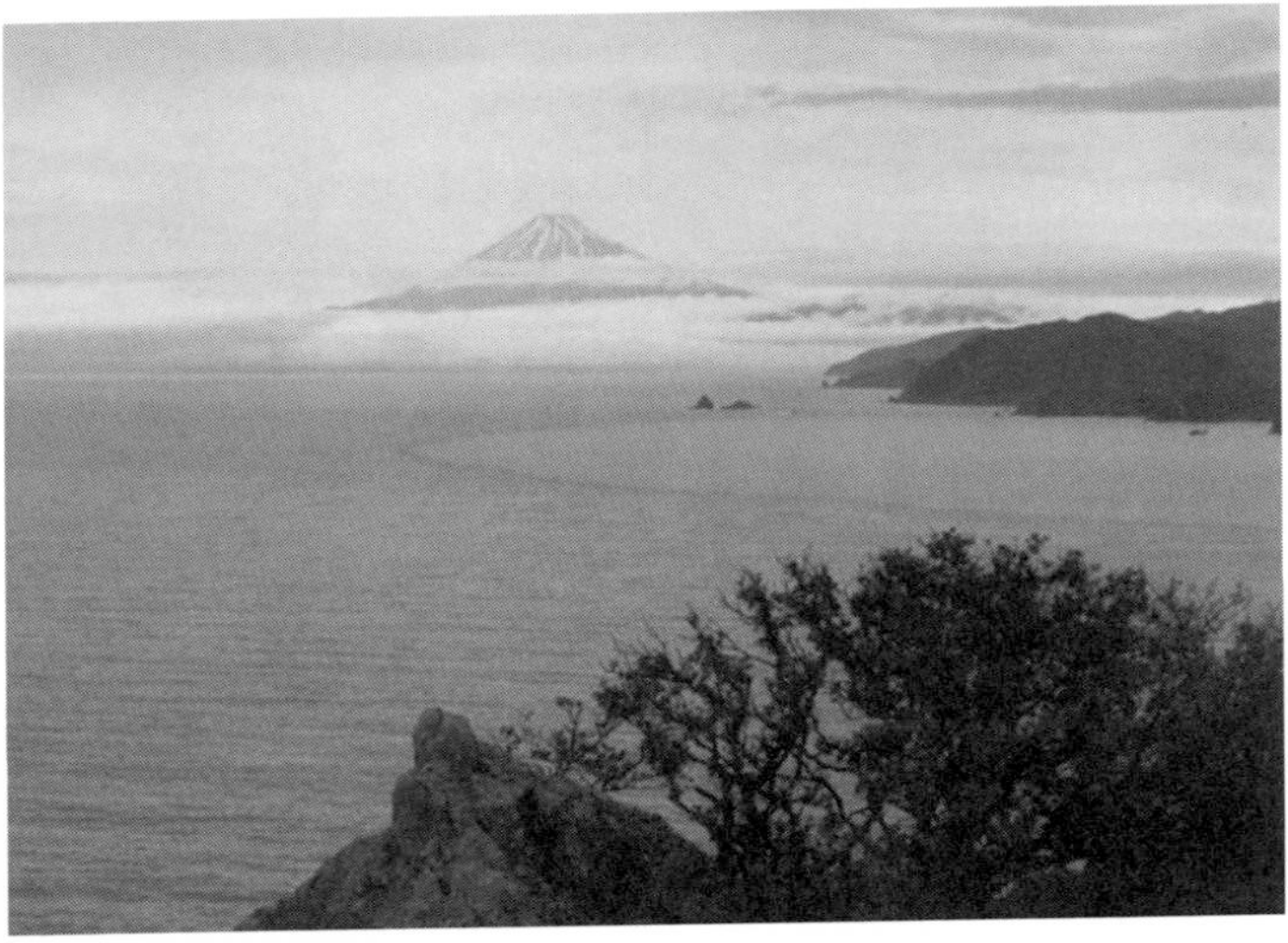

■信仰心の重要性

禊祓30巻唱える中で理解した信仰心の重要性と価値についてご紹介したいと思います。

信仰心が高まるとご神仏さまにお任せするという気持ちが強くなる。自分の身に起こる全てのこと、辛いことも苦しいことも、悪いことではなく、全て自分にとって必要だから起きていると思えるようになる。そうすると恐れがなくなる。なんでも受け入れられるようになる。受け入れたら、苦しみも嫌なことも消えてなくなる。受け入れないのがインチャだから。受け入れないインチャが受け入れることで、苦しみは消える。そして大人になる。過去を後悔せず自分を許していける。未来に起きるであろうことも、自分を成長させるために起きると信じることができ、過去を乗り越え、未来を恐れることなく今に生きることができる。自分を神仏に委ねることによってどんどん自分がなくなり、不平不満が減り強くなる。信仰心が強くなることで、とてつもない力を発揮できる。辛いこと、苦しいこと、嫌なことを受け入れるには、信仰心が必要だということ。信仰心は全ての苦しみから解放してくれる。信仰心は全ての問題を解決してくれる。

このようなことを教えていただきました。

もう一つの信仰心の価値も教えていただきました。信仰心をもつことで、神さまの徳、神威（かむい、神さまの力）を自分に取り入れることができる。石長比売さまを信仰することで、石長比売さまの忍耐強さ、辛抱強さ、優しさ、何事にも動じない安定、変わらないものの美しさ、変わらないものの安心感、そのような力や性質が自分に流れ込んできて、自分に備わってくる。あるいは近づこうとする原動力になる。信仰心をもつことで神さまに近づくことができる。信仰心の先にあるものは、自分を神仏へと近づける力でした。

信仰心をもつことで中心が神さまになります。自分が中心にいなくなるということです。中心を神さまに明け渡すのです。通常中心にはインチャがいますから、信仰心をもつことでインチャを乗り越えて行くことができます。

天照さまは、「この人は人を殺したから照らさない」なんて言いません。分け隔てなく全てのものに公平に光、暖かさ、愛を注ぎ込んでいきます。だから天照さまの前では全てが等しい価値になり、自分と人との違いがなくなって一体感が生じてきます。誰もが等しい価値なので、不安もなく、争う必要もなく、大きな安心感を得ることができます。

そういう天照さまへの信仰心は、自分を大きな愛ある存在、森羅万象を大事に思う存在へと近づけてくれます。

豊受大神さまは、温かいごはん、食事、母性の象徴で、食事のベースとなる作物の豊かさを支えてくれます。お母さんが作る食事のかなにはお腹を満たしてあげたい、ほっとさせてあげたい、など、成長や幸せを願う母性がたっぷり入っています。その温かいごはんを食べ、温かいみそ汁を飲むことで人は安心感を得ています。

豊受大神さまは、人を殺した人にも温かいごはん、温かいみそ汁を与えたいという母性をもっています。人を殺した人もお腹は空くからですね。豊受大神さまを信じ、仰ぎ、感謝し、帰依することで、自分を万物の幸せを見守る温かさ、母性ある存在へと近づけてくれます。

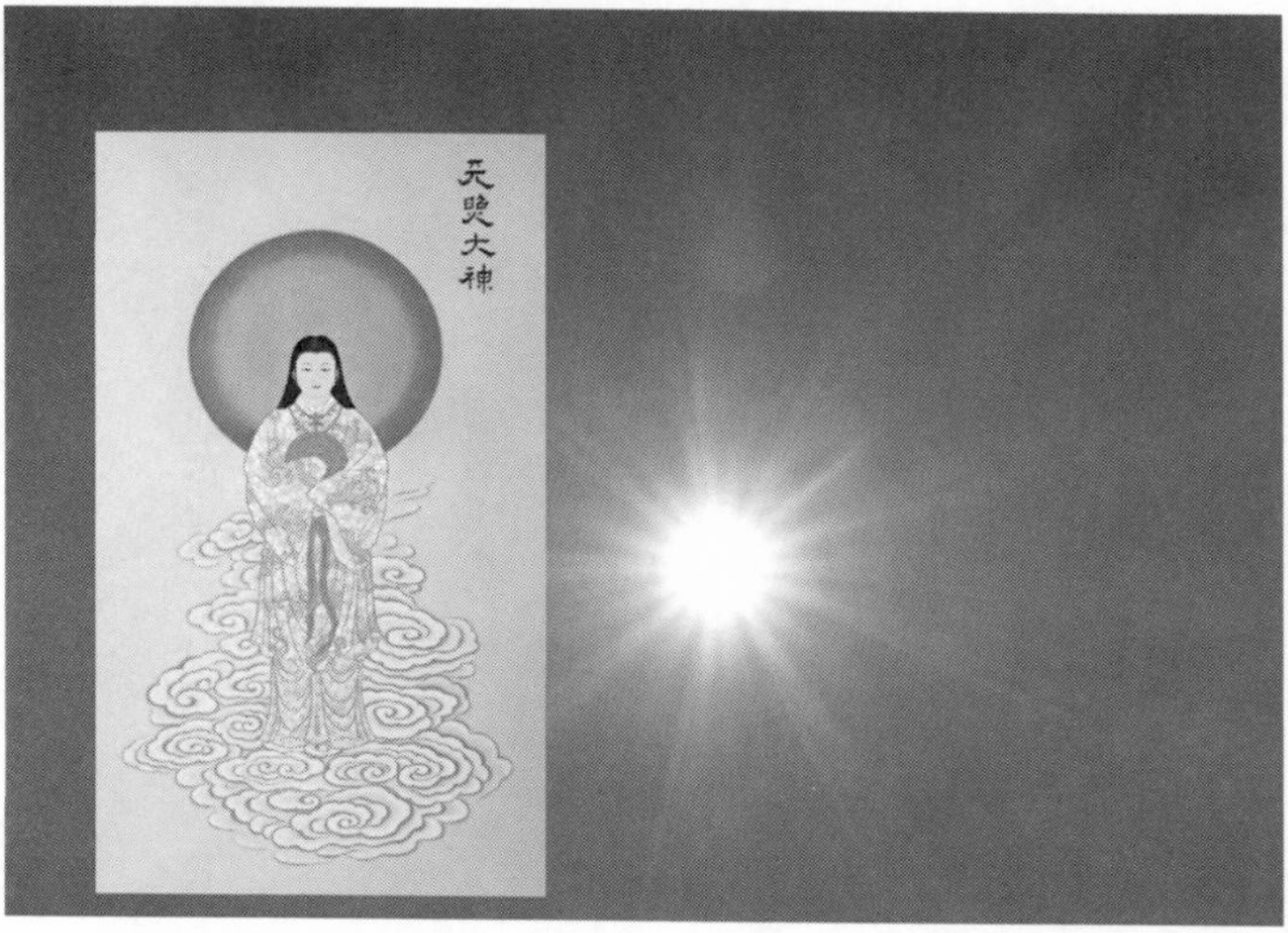

木花之佐久夜毘売さまは美しさの象徴ですね。皆さん、春の桜の花の美しさ、散り際の潔さといったらもうなんとも言えませんね。桜の花を見ていると一瞬一瞬がかけがえのないものであることがわかってきます。この一瞬一瞬が二度とこない大切なものであることがわかってきます。

木花之佐久夜毘売さまを信仰するなかで、桜の花の美しさ、散り際の潔さを自分のものとし、一瞬一瞬が、かけがえのない今であると感じ、その今を、清く美しく輝くように生きる存在に近づけてくれます。散るときにはもがかずにどんどん散っていけばいいのです。そのような潔い心は、満たされていないともてません。満たされるかどうかは、一瞬一瞬を精一杯、悔いなく生きたかにかかっています。

大国主命は、家族を支える家のように、日本に住む人々を外側から守り、大きく包み込み、守ってくれる存在です。大国主命への信仰心が、このような包容力のある大いなる存在に近づけてくれます。

このように、ただただ少しでも神仏に近づきたいと思い日々を生きるのです。

石長比売さまだったらどうするかな、天照さまだったらどうするかな、観音さまだったらどうするかな、不動明王だったらどうするかなって考えるのです。そして行動を変えて行くのです。これが本当の信仰生活ではないかと思います。

信仰心は行動を変え、価値観を変え、インチャを乗り越え、人が神仏になっていく道としてあるのだということが雲見浅間神社に行ってわかりました。

人々を信じ、仰ぎ、感謝を捧げることで、人々が神仏になっていくと、前回の講演会では話をしましたが、人々への信仰心をもつことで、知らず知らずのうちに、自分にその素晴らしい特質が備わっていくのです。

どんな人でもよいところがある。どんな人でも神や仏と思えるところがある。どんな人でも自分以上のものをもっている。どんな人でも今は眠っているかもしれない輝きを秘めている。だから、どんな人でも自分より素晴らしい存在なのです。

だから全ての人を信じ、仰いでいけばいい。そして、全ての動物、植物、微生物、そして自然を信じて仰いでいけばいい。そのことがはっきりとわかったのです。全ての動物、植物、微生物、自然は、自分よりもすごいものをもっているのですよ。私は蛍みたいに輝けないし、すごいですよね、蛍さんは。

嫌い、憎い、そういうときこそ、その人の良いところを見つけて尊敬し、感謝していく。それが信仰心であり、大事なことであるとわかったのです。

ひれ伏したくなるほどの存在でありながら、自分も少しでも近づきたいという思い。それが信仰心ではないかと思います。自分が理想とする存在を信じ、仰ぎ、愛し、感謝し、帰依する心です。

コピーが上手な先輩に少しでも近づきたいという思い、憧れです。先輩が言ったことを信じ、疑わず、言われた通りにやる心です。その信仰心がコピーを飛躍的に上達させる力となるのです。

全てを信じ、全てを仰ぎ、全てを愛し、全てに感謝し、全てに帰依します。

雲見浅間神社に行って、そういう気持ちになったのです。

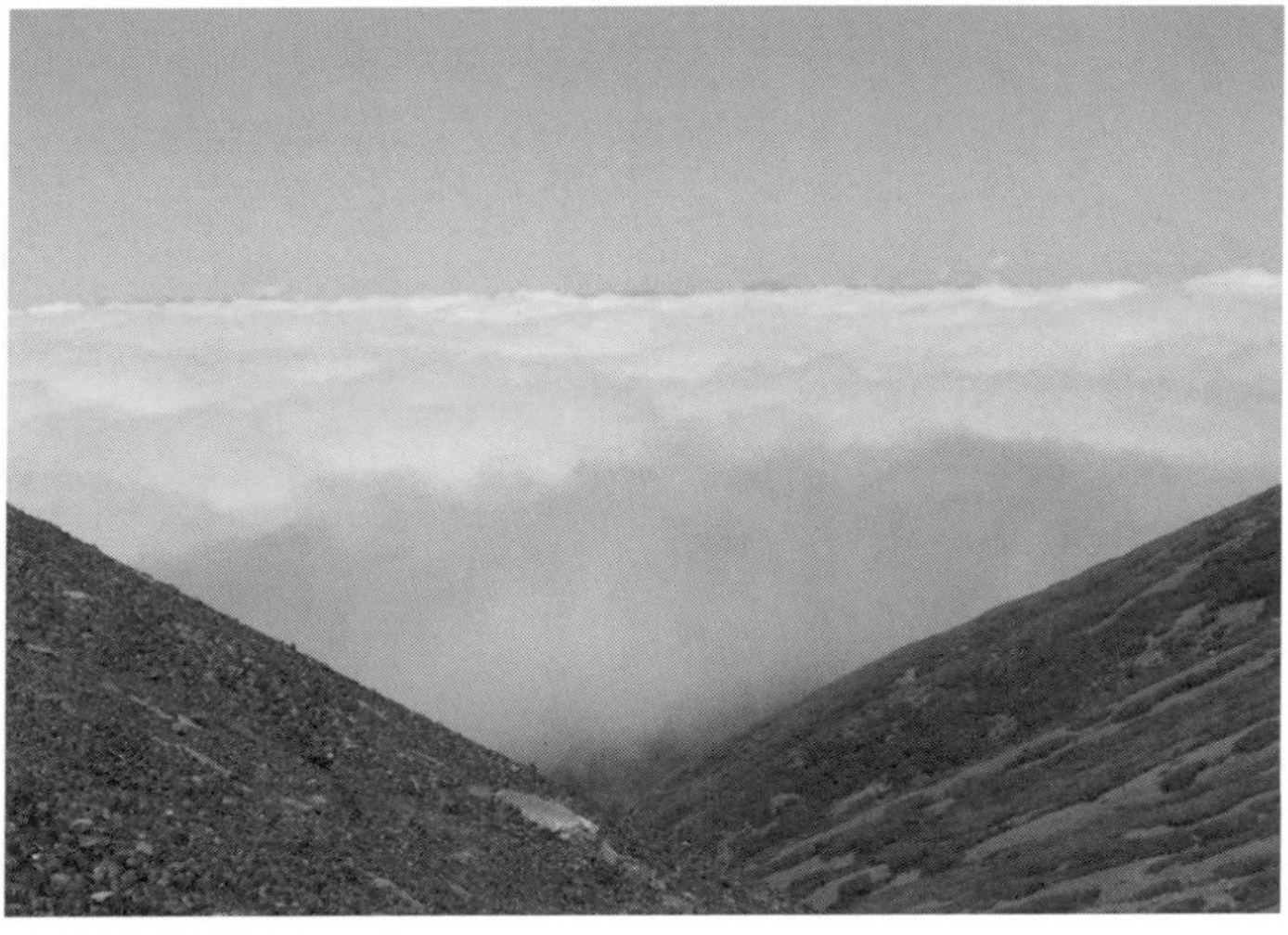

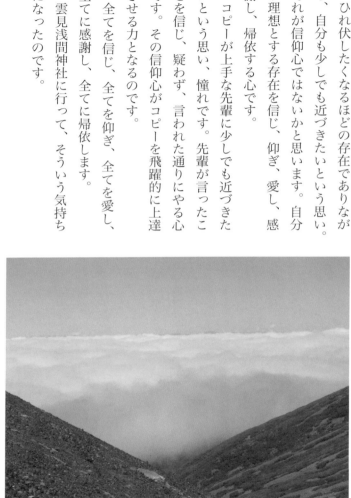

もし、皆さんが、今とくに苦しみがないとしたら、
本当は願いが叶っているんですよ。
実はこれ、ものすごくありがたいことなんですよ。
でもそこに感謝や喜びがない。
今、自分が生きている。
実はこれ、ものすごいありがたいことなんですよ。
お母さんがいて、毎日ごはんを作ってくれていた。
実はこれ、ものすごいありがたいことだったんですよ。
お父さんがいて、守ってくれていた。家を支えてくれていた。
実はこれ、ものすごいありがたいことだったんですよ。
親がいて、先祖がいて、君がいる。
実はこれ、ものすごいありがたいことだったんですよ。
太陽があって、空気があって、水があって、森がある。
実はこれ、ものすごいありがたいことなんですよ。
でもそこに感謝や喜びがない。

何でだろう？
意志の流れを感じることができないから。
信仰心が足りないから。
感謝するものはそこらじゅうにある。
敬うものはそこらじゅうにある。
幸せというのはそこらじゅうに転がっているんですね。
どこまでそれに気づけるか？
気づけたら、それが信仰心です。
あなたは神さま・大自然に生かされていたんだよ。
あなたは親・先祖・仏さまに生かされていたんだよ。
あなたは人々・世の中に生かされていたんだよ。
そういうこと。

『信仰心を目覚めさせ幸せに生きる！〈1〉』に書いた最澄さんの「一隅を照らす」。自分のいる場所でできる限り周りを照らす。照らすということは、相手を受け入れ、許し、愛するということ。その周りを照らす源こそが信仰心だと今回よくわかりました。

信仰心をもった人、それこそが国宝、国の宝であると言っているのです。

信仰心で照らす世界、わくわくしませんか。

この日本には八百万の神々がいるんですよ。この神々を信仰しないでどうしますかと私は言いたい。

仏さまもいます。過去、現在、未来におわす仏さまが３０００体もいます。その仏たちを信仰しないでどうしますかと私は言いたい。

こんな星、他にはないかもしれませんよ。この地球に生まれ、神々と仏さまだらけのこの日本に生まれ、素晴らしい人々に囲まれ、素晴らしい自然に囲まれ、信仰心をもたずに生きたとしたら、それは全くもってもったいないことだと私は思うのです。

本当に、信仰心がなかったら私はここまで来れなかったと思います。苦しい人生だったけれど、本当にありがたい。私をここまでにしてくれたありがたい人々、ありがたい出来事、ありがたい神さま仏さま、生まれ故郷の大久の八幡神社の神さま、生まれ故郷の大久の海、風、花、日々食べていた大麦、大根、そして、お父さん、お母さんに守られて、私はここに講演をやらせてもらっています。

全てに感謝してこの講演を終わりたいと思います。

信仰心をもっていきましょう。

ご清聴ありがとうございました。

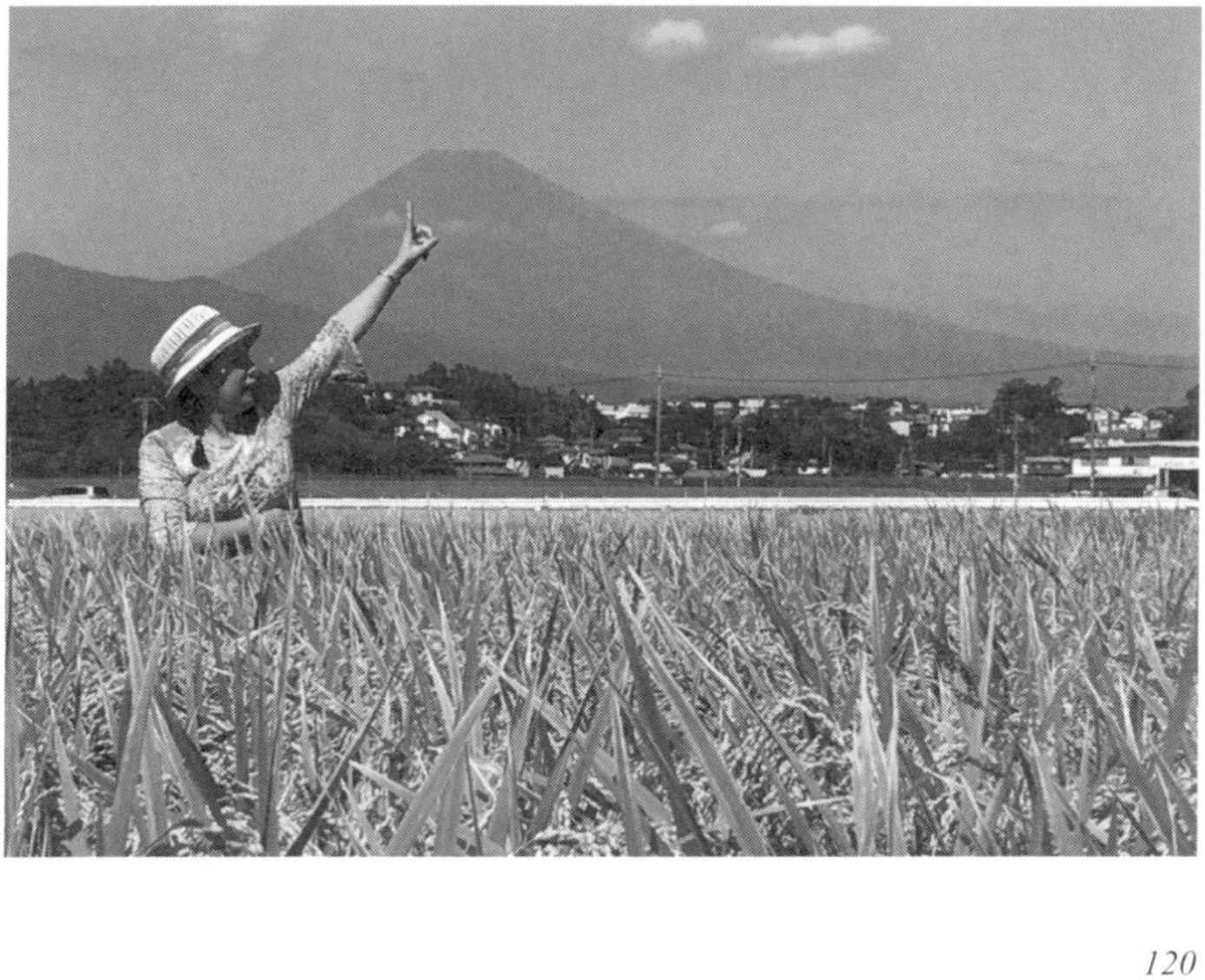

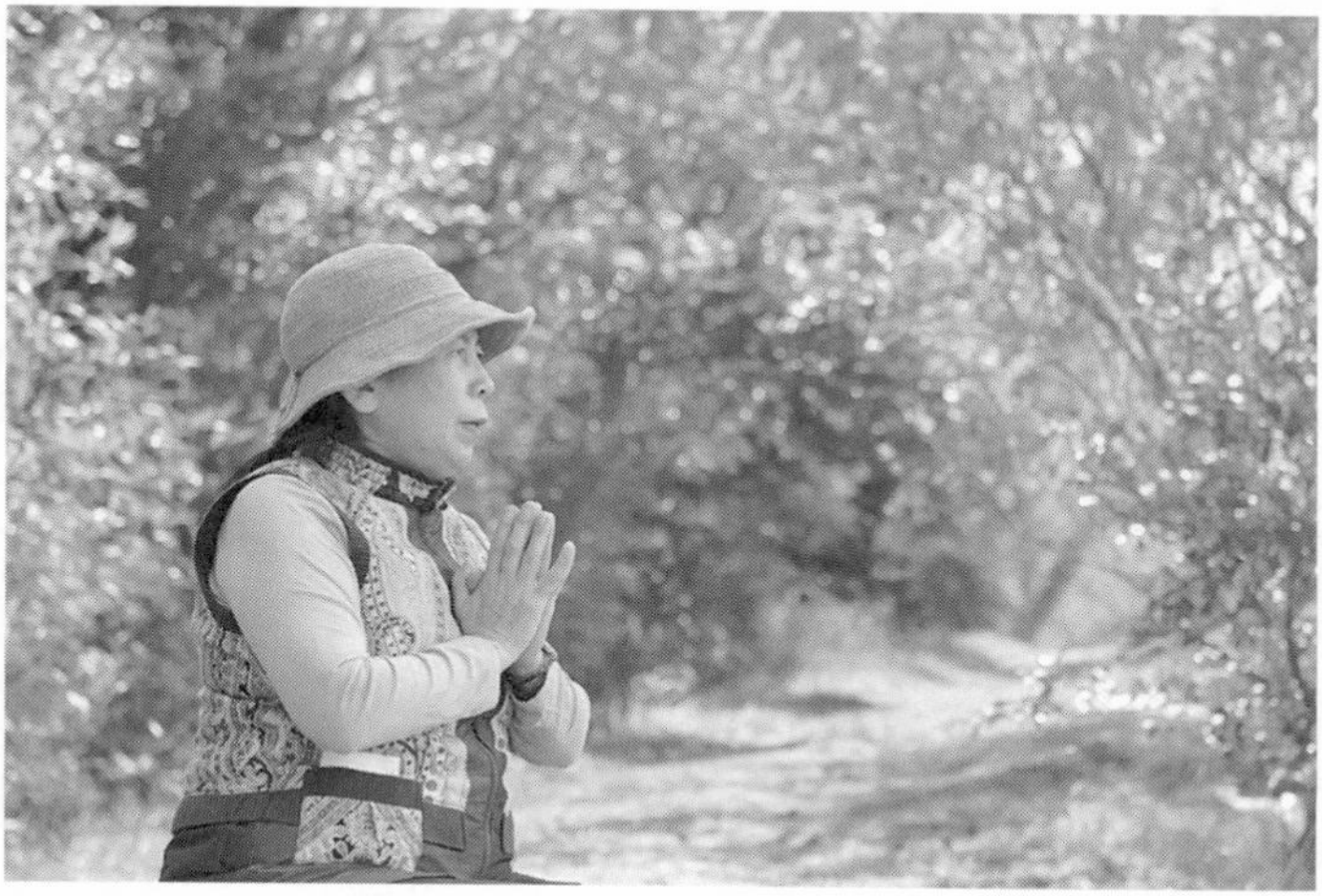

■講演者紹介　由井寅子（ゆい・とらこ）

ホメオパシー名誉博士／ホメオパシー博士（Hon.Dr.Hom／Ph.D.Hom）
日本ホメオパシー医学協会（JPHMA）名誉会長
英国ホメオパシー医学協会（HMA）認定ホメオパス
英国ホメオパス連合（ARH）認定ホメオパス
カレッジ・オブ・ホリスティック・ホメオパシー（CHhom）学長
農業法人 日本豊受自然農株式会社代表

著書、訳書、DVD多数。

代表作に『キッズ・トラウマ』『バイタル・エレメント』『ホメオパシー的信仰』『インナーチャイルド癒しの実践DVD』『インナーチャイルドの理論と癒しの実践』『病原体とインナーチャイルド』など（以上ホメオパシー出版）、『毒と私』（幻冬舎メディアコンサルティング）がある。

■ Torako Yui オフィシャルサイト http://torakoyui.com/

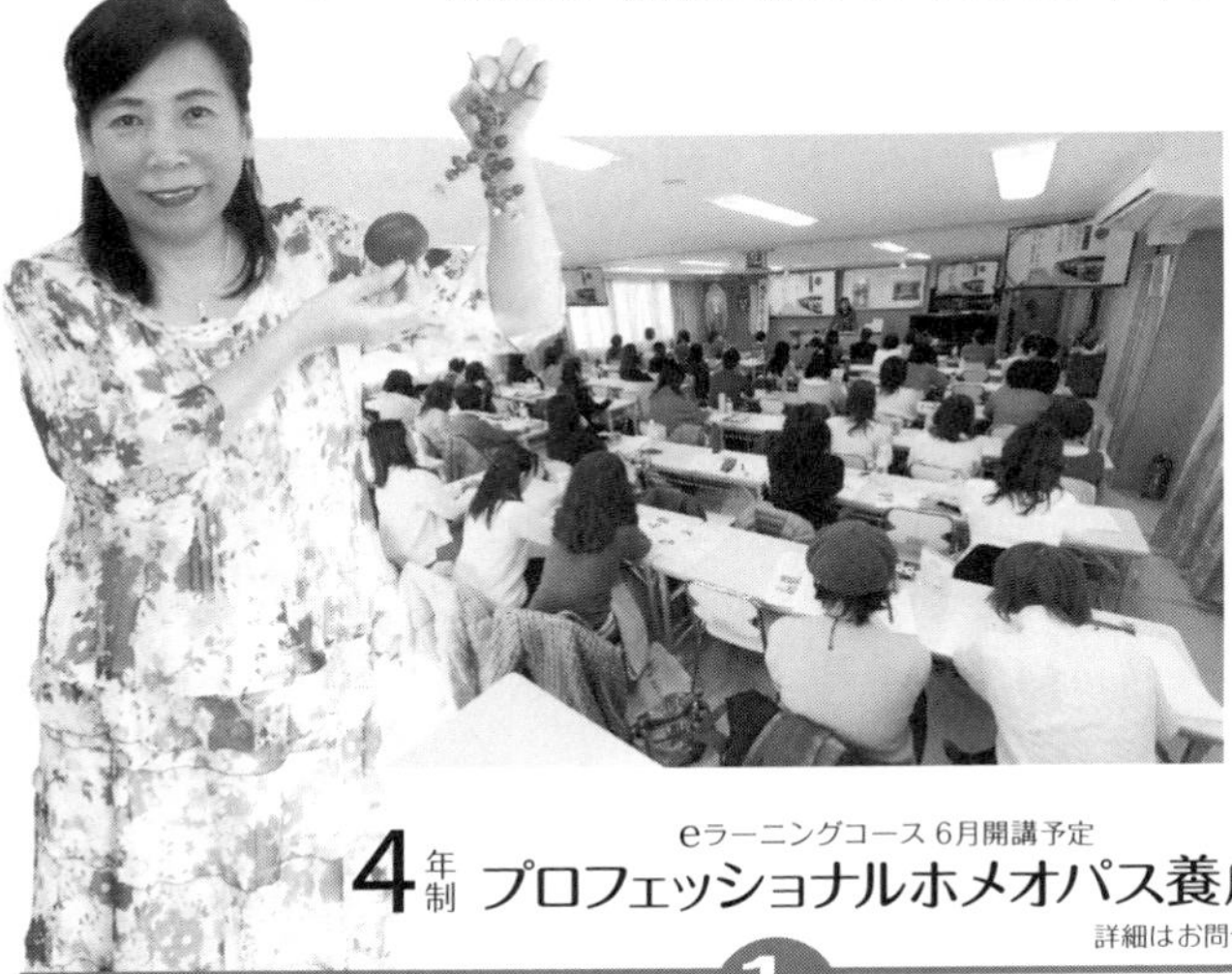

インナーチャイルド癒しの実践1～8

由井寅子のホメオパシー講演 DVDシリーズ

由井寅子 講演（各2時間前後） 各1,300円＋税
インナーチャイルド癒しとは、抑圧した感情の解放と価値観の解放のこと。毎回テーマをもち、そのための実践的な方法を明らかにする。つらく苦しい出来事を感謝に変え、人生を幸せなものにするためのインチャDVDシリーズ。毎回、感動のケースも必見。〈1, 4～8 英語版あり〉

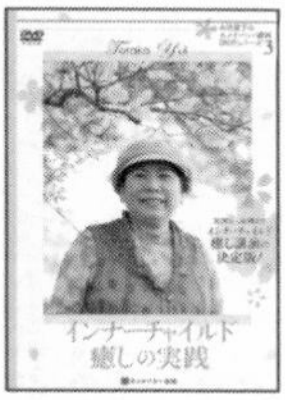

1
とらこ先生の故郷をたずねる第1章から始まり、インナーチャイルドとは、10段階の感情(インチャ)の変遷、インチャ癒しの手順についての解説など。

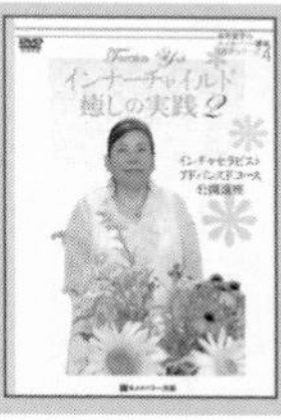

2
インチャ癒しの極意は、「感情」と「価値観」の解放にあり。正直な自分の思いを解放し、受け止め、根底にある「愛してほしい」という願いをかなえる。

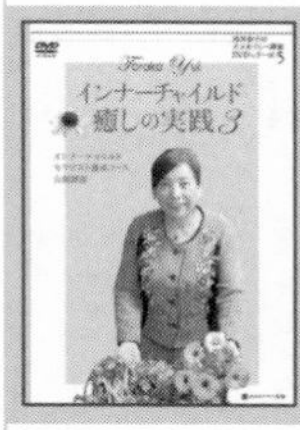

3
抑圧した思い、感情や、感情の奥にあるこの世的価値観を解放する方法を解説。つらく苦しい出来事を感謝に変え、人生を幸せにするため大事なこととは？

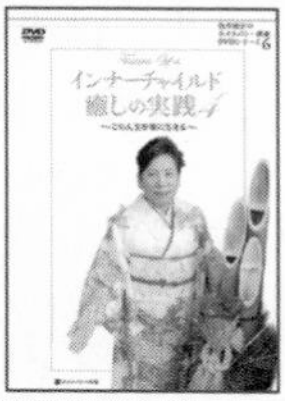

4
「苦しみは本当の幸せへと導くもの」苦しみはなぜ生じるのかを図解しながら、幸せになるための三つの方法やインチャ癒しを明らかにしていく。

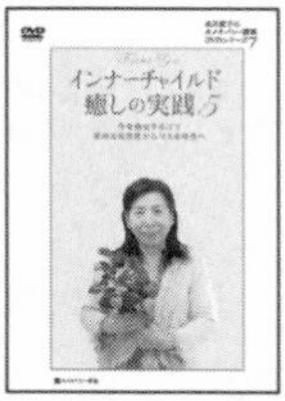

5
新・幸せになるための三つの方法で、この世的願いをもちつつ幸せになる方法を詳解。とらこ先生が洞察した真理が、女性性と母性の関係に統合されていく。

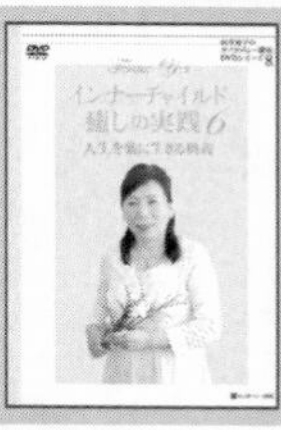

6
人間は体・心・魂、それぞれに命をもち、体の命が終わっても心と魂の命は終わらない。ケースを通し、魂本来の命を生きるための奥義を解説する。

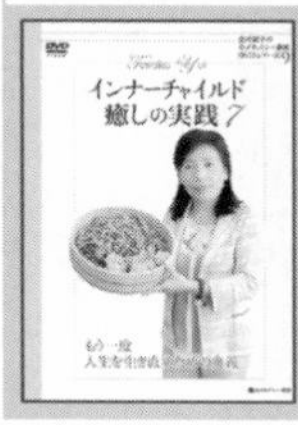

7
奥義シリーズ第二弾。愛されない恐れ、怒りや憂い。幼少時のつらい感情をさらけ出し、親の価値観を越え、自分の本当の価値を取り戻そう。

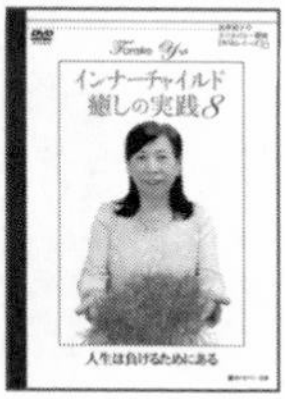

8
優れようと頑張らず、プライドで闘わず負けることで、根本にある「駄目な自分」に戻り、自分を許そう。3時間を超える、インチャ癒しの集大成！

幸せに生きられる ZEN ホメオパシー 1
新・ホメオパシー入門

由井寅子 講演／著　四六判・144 頁　1,200 円+税
2018 年の講演録をもとに『由井寅子のホメオパシー入門』を大幅改訂。体と心と魂を三位一体で治癒に導く ZEN ホメオパシーをわかりやすく解説した新・入門書。ホメオパシーの基本原理から、インチャ癒しや霊性向上、マヤズム、科学的な根拠など、最新の情報も網羅する。

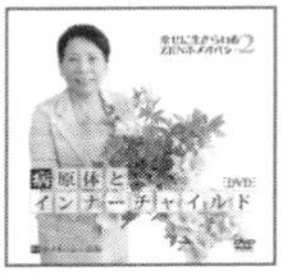

幸せに生きられる ZEN ホメオパシー 2
病原体とインナーチャイルド[DVD]

DVD VIDEO

由井寅子 講演（全編 2 時間 34 分）　1,000 円+税
2018 年 4 月 8 日新潟講演を収録。知られざる予防接種のメカニズム、子どもが罹る病気の真の役割、各感染症とインナーチャイルドの関係などが語られる。予防（病原体）レメディーでインナーチャイルドを癒し、感染症を予防するためには？　知りたい方は必見！

幸せに生きられる ZEN ホメオパシー 2
病原体とインナーチャイルド[BOOK]

由井寅子 講演／著　四六判・160 頁　1,300 円+税
病原体の起源はインチャにあり！　病原体も含め、一見悪と思えることは、自分の潜在意識にある歪みを映す鏡として存在する。感染症を克服することでインナーチャイルドが癒され、この世的価値観が緩む。『ZEN ホメオパシー』への理解が深まる一冊。〈英語版あり〉

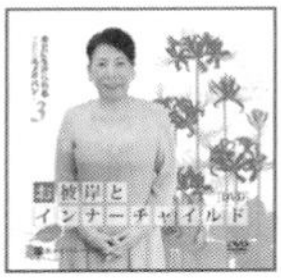

幸せに生きられる ZEN ホメオパシー 3
お彼岸とインナーチャイルド[DVD]

DVD VIDEO

由井寅子 講演（全編 2 時間 57 分）　1,000 円+税
2018 年 9 月 22 日の講演を収録。ふたつのケースを通して、死とは、命とは何か、人はなんのために生きるのかを見つめなおす。先祖供養の大切さ、信仰の尊さに気づかせてくれる DVD。インナーチャイルドとこの世的価値観の命を全うさせることで、自分本来の命が輝き出す！

幸せに生きられる ZEN ホメオパシー 3
お彼岸とインナーチャイルド[BOOK]

由井寅子 講演／著　四六判・160 頁　1,300 円+税
2018 年春秋『お彼岸セミナー』の講演録に加筆・編集。死後、ほんとうの人生を彩るための極意が語られる。愛する我が子を亡くした母が、苦しい別離を乗り越えていく姿を追った、ふたつのケースも必見だ。これぞ彼岸に至る道。会得するためのヒントが満載！

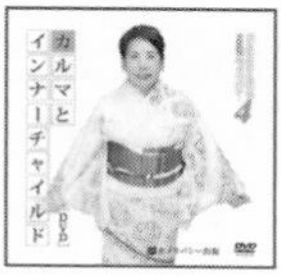

幸せに生きられる ZEN ホメオパシー4
カルマとインナーチャイルド[DVD]

由井寅子 講演（全編 2 時間 59 分） 1,000 円+税
2019 年 8 月 11 日お盆スペシャル版講演録を加筆・編集。体・心・魂、各レベルで存在するカルマ、自分と相手に対するカルマ、カルマとインナーチャイルドの関係、カルマを作らない生き方など、とらこ先生が洞察したカルマ論は、目からウロコの必聴。

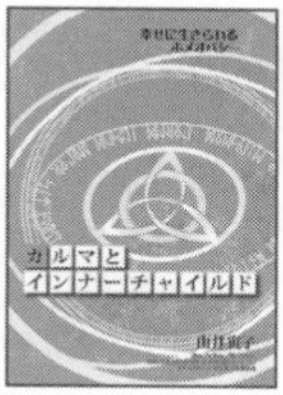

幸せに生きられる ZEN ホメオパシー4
カルマとインナーチャイルド[BOOK]

由井寅子 講演／著 四六判・176 頁 1,300 円+税
体・心・魂、各レベルで存在するカルマ、カルマを作らない生き方など、とらこ先生が洞察したカルマ論は、目からウロコの必読。苦しい出来事の背景には、深い意味があることを理解し、肯定的に受けとることで幸せが増えた 3 つのケースはどれも一読の価値あり。

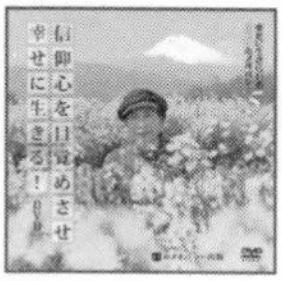

幸せに生きられる ZEN ホメオパシー 5
信仰心を目覚めさせ幸せに生きる![DVD]

由井寅子 講演（全編 2 時間 40 分） 1,000 円+税
2019 年 3 月 9 日名古屋講演を収録。「全てに対する感謝と尊敬の心こそが信仰心の本質」比叡山でのおみくじをきっかけに、深い信仰心が目覚めるまでを、実直に語る姿が胸を打つ。信仰心を取り戻し幸せに生きる、ふたつのケースもまた、魂を揺さぶられることだろう。

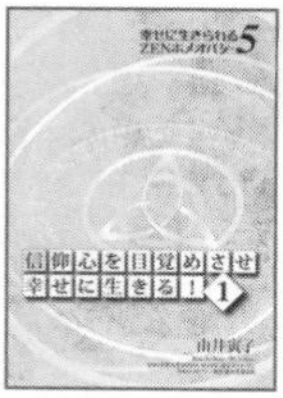

幸せに生きられる ZEN ホメオパシー 5
信仰心を目覚めさせ幸せに生きる!《1》[BOOK]

由井寅子 講演／著 四六判・152 頁 1,300 円+税
2019 年 3 月 9 日名古屋講演録に加筆・編集。「全てに対する感謝と尊敬の心こそが信仰心の本質」比叡山でのおみくじをきっかけに、深い信仰心が目覚めるまでを、実直に語る姿が胸を打つ。信仰心を取り戻し幸せに生きる、ふたつのケースもまた、魂を揺さぶられる。

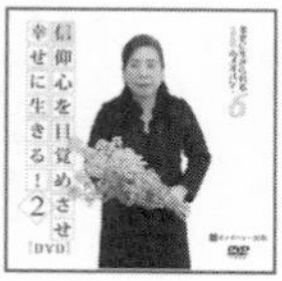

幸せに生きられる ZEN ホメオパシー6
信仰心を目覚めさせ幸せに生きる!〈2〉[DVD]

由井寅子 講演（全編 2 時間 38 分） 1,000 円+税
2019 年 12 月 8 日の東京講演を収録。信仰心を目覚めさせる講演の第 2 弾（完結編）。第 1 弾の信仰心に対する洞察を更に深めていく。信仰心の「心」に焦点を当て、理想的な自分に近づくための奥義は興味深い。信仰心を取り戻し幸せに生きる 2 つのケースも必見。

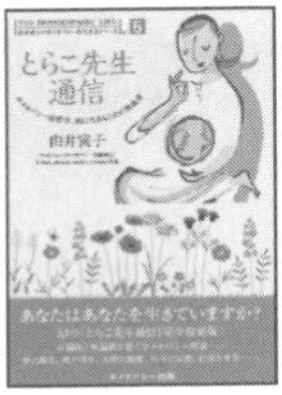

ホメオパシー的生き方シリーズ　⑥とらこ先生通信
ホメオパシー的哲学、真に生きるための奥義書

由井寅子 著　四六判・332 頁　1,600 円+税
「oasis」に 10 年間にわたり連載された、幻の『とらこ先生通信』が単行本で復活。真に生きるための哲学書ともいえる、スピリチュアルエッセイ。夢と現実、死と再生、天使と悪魔、自由と平等など有漏路と無漏路をつなぐホメオパシー理論がいっぱい！〈英語版あり〉

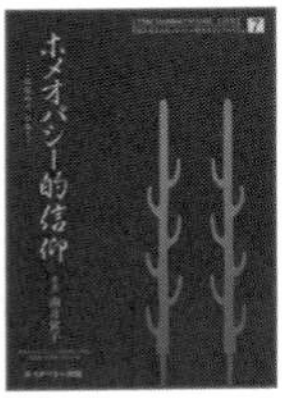

ホメオパシー的生き方シリーズ　⑦ホメオパシー的信仰
目覚めよ、日本人！

由井寅子 著　四六判・244 頁　1,300 円+税
信仰心とは大いなる存在に生かされていることに対する感謝の念。大いなるものを敬い、畏怖する心。失われた信仰心、日本人としての誇りを取り戻せば、この苦難をきっと乗り越えられる！　命の本質と生きることの意味を明らかにする、日本人の必読書。〈英語版あり〉

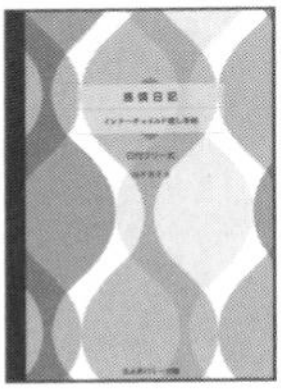

感情日記
インナーチャイルド癒し手帖　日付フリー式

由井寅子 著　80 頁　B6 判・700 円+税
記入式実践ダイアリー。日々の出来事で生じる感情から、①過去の抑圧した感情（インチャの正体）を探り解放する。②感情を生じさせた価値観により否定されていた過去を探り、価値観という呪縛から解放する。インチャ癒しに本気で取り組みたい方は必携のアイテム。

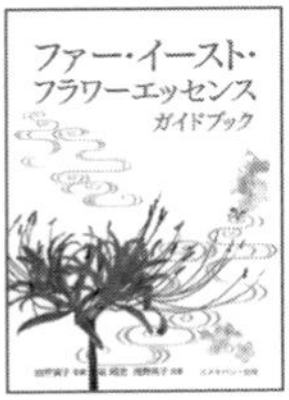

ファー・イースト・フラワーエッセンス ガイドブック

東 昭史，浅野典子 共著／由井 寅子監修　A5判・160頁　1,200円+税
フラワーエッセンス研究家・東昭史が、日本固有種から 21 種類を選りすぐり、エッセンスの特徴、使い方などを解説する。また、共著・浅野典子による詩は、読む人に強いインスピレーションをもたらすことだろう。

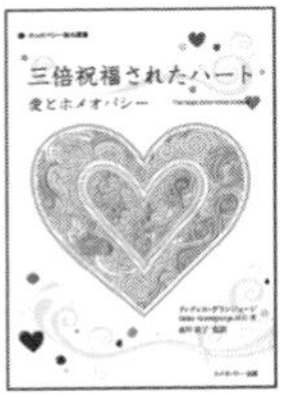

三倍祝福されたハート
愛とホメオパシー

ディディエ・グランジョージ 著／由井寅子 監訳
四六判・176 頁　1,400 円+税
長年、小児科医、またホメオパスとして治療にあたってきた著者が、幾多の臨床例と、福音書や神話、社会現象などオールラウンドなエピソードをもとに、ホメオパシーのスピリチュアルな側面を紹介する。

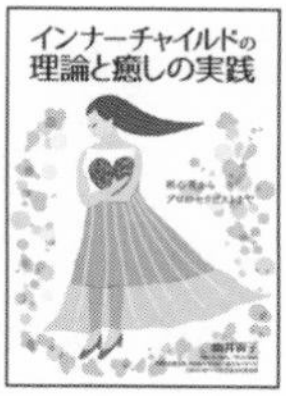

インナーチャイルドの理論と癒しの実践

初心者からプロのセラピストまで

由井寅子 著　四六判・248頁　1,500円+税

まったく新しい心理学とも言える、インナーチャイルド概論。インチャが生まれる過程を、段階を追って解説する。また、病気の土壌となりうるマヤズムとの関係や、インチャの癒し方まで、全てを網羅し、凝縮した一冊。〈英語版あり〉

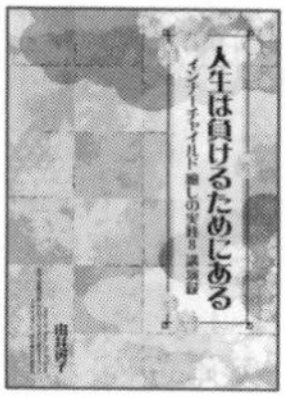

人生は負けるためにある

インナーチャイルド癒しの実践8 講演録

由井寅子 講演／著　四六判・192頁　1,300円+税

インナーチャイルド癒しの入門書として最適。DVD化された2017年札幌講演と、同年・東京講演の講演録から抜粋、編集した、講演録シリーズ第一弾。講演会では語り尽くせなかったエピソードなど一部加筆し、より詳細に知ることができ、理解も深まる。〈英語版あり〉

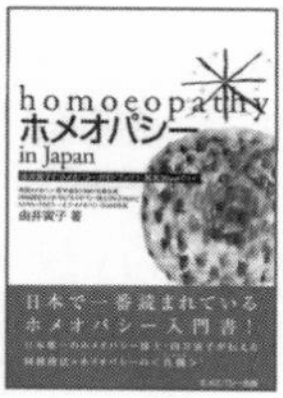

ホメオパシーガイドブック①

ホメオパシー in Japan

由井寅子 著　A5判変形・264頁　1,500円+税

とらこ先生による、日本一読まれているホメオパシー入門書。ホメオパシーの歴史、基本原理、使い方から、使用頻度の高い計38種類のレメディーの解説まで盛りだくさん。症状から適したレメディーを引けるレパートリー付き。〈英語版あり〉

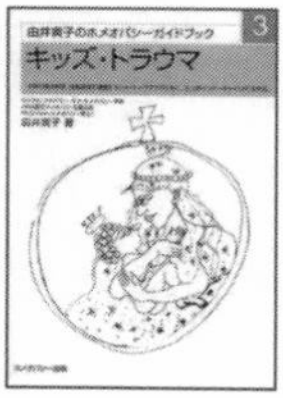

ホメオパシーガイドブック③

キッズ・トラウマ

由井寅子 著　A5判・248頁　1,600円+税

子どものかかる病気や成長過程で遭遇する心身のショックに合わせて選ばれた、36種類のレメディーのガイド書。インナーチャイルドにも対応するロングセラー。子どもはもちろん、子どものころのトラウマを癒したい大人にも有益。

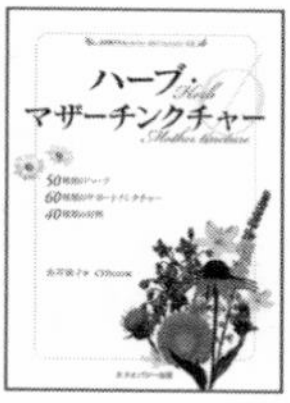

ホメオパシーガイドブック⑧

ハーブ・マザーチンクチャー(Φ)

由井寅子 著　A5判・256頁　1,500円+税

難病を治癒に導くとらこ先生のZENメソッドの一角を担うマザーチンクチャー(Φ)。その全貌を40の症例とともに紹介した贅沢な書。50種類のハーブΦと60種類のサポートチンクチャーを網羅。慢性病治療から日々の健康増進まで。症状別レパートリー付き。オールカラー。〈英語版あり〉

幸せに生きられるZENホメオパシー 6

信仰心を目覚めさせ幸せに生きる！②

2020年10月2日　初版 第一刷 発行

講演者　由井 寅子

発行所　ホメオパシー出版株式会社
〒158-0096　東京都世田谷区玉川台2-2-3
TEL:03-5797-3161　FAX:03-5797-3162
E-mail　info@homoeopathy-books.co.jp
ホメオパシー出版　http://homoeopathy-books.co.jp/

ISBN 978-4-86347-128-3 C0014